Kurt Tepperwein
Leben wie die Götter

Kurt Tepperwein

LEBEN
WIE DIE GÖTTER

»8 Himalaya-Übungen
für ein gesundes Leben«

Redaktionelle Mitarbeit: Cornelia Linder

Kösel

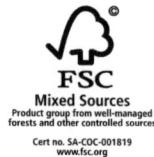

FSC
Mixed Sources
Product group from well-managed
forests and other controlled sources
Cert no. SA-COC-001819
www.fsc.org
© 1996 Forest Stewardship Council

Verlagsgruppe Random House FSC-DEU-0100
Das für dieses Buch verwendete FSC-zertifizierte Papier
EOS liefert Salzer Papier, St. Pölten, Austria.

Umschlag: Monika Neuser, München
Umschlagmotive: mauritius/image source und fotolia/
monartdesign-com
Illustrationen: Wolfgang Pfau, Baldham
Druck und Bindung: CPI Moravia Books s.r.o., Pohorelice
Printed in Czech Republic
ISBN 978-3-466-30890-3

www.koesel.de

Inhaltsverzeichnis

Vorwort & Einführung

Es war einmal vor vielen, vielen Jahren …

So beginnen Märchen, die ja bekanntlich immer ein gutes Ende haben. Und so ist es auch mit dieser Geschichte, die ich Ihnen jetzt gleich mit großer Freude erzählen darf.

Lassen Sie es mich so sagen: Die ganze Entstehungsgeschichte dieses Buches ist vergleichbar mit einem sehr guten Wein – zuerst wird der Samen gelegt, die Natur sorgt für einen besonderen Jahrgang, die Menschen hegen und pflegen die Reben, um sie dann zu lesen und zu keltern. Der fertige Wein wird eingelagert und reift in einem tiefen und dunklen Keller, bis er sein ganzes Aroma entfaltet hat, um dann nach Jahren wieder ans Tageslicht zu gelangen. Und genau dann, genau JETZT ist der perfekte Moment, um diesen edlen Tropfen zu genießen!

Liebe Leserin, lieber Leser,

glauben Sie mir, dieses Buch ist etwas ganz Besonderes – ja, wirklich, denn es hat eine mehr als 20-jährige Entstehungsgeschichte und ich freue mich sehr, dass ich es nun mit Ihnen teilen darf, dass JETZT der perfekte Moment dafür gekommen ist.

Vor nicht allzu langer Zeit erwachte ich mitten in der Nacht plötzlich aus einem Traum und wusste: Ja, genau – das ist es! Diese Art von »bedeutsamen« Träumen kennt wohl jeder von uns, sie sind selten, und man weiß beim Erwachen ganz genau: Das musst Du jetzt machen!

So war es auch in jener Nacht, als ich von Ranjeed träumte, mit dem ich vor vielen Jahren in Indien eine kurze, aber sehr intensive Begegnung hatte. Damals saßen wir zusammen im selben Zugabteil – in meinem Traum jedoch sah ich ihn wie in einem Film vor mir auf einer Leinwand, als er gerade eine Reihe von Körperübungen praktizierte, die er immerzu wiederholte. Er war kraftvoll und jugendlich, nur mit einem weißen Lunghi bekleidet und er bewegte sich harmonisch und ganz in sich versunken vor der prächtigen Kulisse der weißen Gipfel des Himalaya-Gebirges – es war wunderschön anzusehen. Ich setzte mich etwas abseits von ihm auf den Boden, um ihn zu beobachten – auch ich trug im Traum indische Kleidung – und machte mir Notizen. Ranjeed beendete seine Übungen, setzte sich mir gegenüber und versank in eine tiefe Meditation, während ich weiter schrieb und schrieb. Was genau ich notierte, konnte ich nicht erkennen, denn wie gesagt, ich sah das alles wie im Film auf einer Leinwand vor mir. Irgendwann beendete ich meine Notizen und blickte entspannt und glücklich zu Ranjeed. Langsam und sanft öffnete dieser seine Augen und in dem Moment, als sich unsere Blicke trafen, erwachte ich und mir war sofort klar, dass jetzt die Zeit reif war für das Projekt, von dem wir bei unserer Begegnung im Zug gesprochen hatten.

Wie alles begann ...

Als ich vor vielen, vielen Jahren das Glück hatte, in Indien während unserer Ferienakademie zwei Seminarwochen mit wunderbaren Menschen verbringen zu dürfen, nutzte ich die Gelegenheit, dieses herrliche Land zu bereisen. Ich war fasziniert von der Vielfalt an Farben und Gerüchen, den herrlichen Landschaften und kulturellen Stätten und natürlich den unterschiedlichsten Menschen. Staunend tauchte ich ein in dieses multikulturelle Land.

Und so saß ich eines Tages im Abteil eines Zuges, erfüllt von den Eindrücken des indischen Lebens und genoss auf meinem Fensterplatz die schnell vorbeiziehenden Bilder von üppiger Vegetation genauso wie das monotone Schaukeln des Waggons. Als wir uns der nächsten Station näherten, verlangsamte der Zug seine Geschwindigkeit, draußen sah ich barfüßige stolze Frauen in bunten Saris, die ihre Bündel auf dem Kopf balancierten, unzählige Kinder, die neben dem Zug herrannten, Männer, nur mit einem Lunghi bekleidet, mächtigen Turbanen auf dem Kopf und langen Bärten, knochige Kühe mit sanftmütigen Augen und unzählige hupende Fahrzeuge, die eigentlich nicht mehr verkehrstauglich waren. Quietschend und kreischend kam der Zug zum Stehen und ein unsagbarer Lärm und eine noch größere Hitze brachen über uns herein. Es war das gleiche Schauspiel wie bei den vorherigen Stationen auch und deshalb wusste ich, dass alles einem unsichtbaren Regelwerk folgte. Nach ungefähr 30 Minuten fuhren wir weiter und ganz langsam ebbte das Chaos ab. Ich blickte wieder aus dem Fenster und sah ganz in der Ferne die Spitzen erhabener Berge – ein faszinierender Anblick, der mich in meine Träume hinein begleitete. Müde von der Hitze und dem sanften Schaukeln des Zuges war ich eingeschlafen.

Als ich wieder erwachte, saß mir ein gut gekleideter jugendlich aussehender Mann gegenüber, der mich anlächelte. Wir waren uns auf Anhieb sympathisch und schon nach kurzer Zeit in ein angeregtes Gespräch vertieft. Wir machten uns miteinander vertraut, tranken Tee und erzählten von unseren Leben, was uns bewegt und wohin wir streben – und stellten dabei viele Gemeinsamkeiten fest, obwohl wir doch so verschieden waren. Mein Gesprächspartner war noch nicht sehr alt und doch von einer tiefen Weisheit und Güte. Seine Augen strahlten, wenn er erzählte, und auch, wenn er zuhörte. Die Zeit verging im Fluge und schon hieß es wieder Abschied nehmen – Loslassen von einem Menschen, der mir in kürzester Zeit ans Herz gewachsen war. Doch wir lächelten beide, als Ranjeed aus dem Zug stieg, denn wir wussten, dass durch unsere Begegnung ein Samen gesät worden war. Wir hatten eine gemeinsame Idee geboren, die es zu realisieren galt – wann auch immer.

Ranjeeds Geschichte

Ranjeeds Eltern waren wohlhabend, weltoffen und gebildet und genauso wuchs der Junge auf. Fest verwurzelt in der indischen Tradition wurden ihm gleichzeitig die Werte und Ideale der westlichen Gesellschaft vermittelt. Als Brahmanensohn standen ihm alle Wege offen. Er besuchte die besten Schulen und studierte in England Jura. Als er wieder in seine Heimat zurückkehrte, stand er vor einer schwerwiegenden Entscheidung: entweder sich ganz der traditionellen Religion hinzugeben und als Brahmane eine spirituelle Laufbahn einzuschlagen – so wie sein Großvater –, oder wie sein Vater als Jurist im Weltlichen zu wirken. Er spürte eine Affinität zu beidem und wusste nicht, wie er sich entscheiden sollte. Auch seine Eltern konnten ihm letztendlich nicht weiterhelfen, auch wenn sie gute Ratgeber waren. So entschloss er sich, eine Pilgerreise anzutreten, um eine Antwort und Gewissheit zu bekommen.

Innerhalb kürzester Zeit war er unterwegs nach Rishikesh, um dort ein Bad im Ganges zu nehmen und sich in einem der Ashrams für eine Weile ganz auf sein Innerstes zu besinnen. Seinen Eltern sagte er, dass er erst dann zurückkehren würde, wenn er eine Entscheidung gefällt habe.

Die Reise war nicht einfach, denn Ranjeed verzichtete bewusst auf die gewohnten Bequemlichkeiten. Er pilgerte den größten Teil zu Fuß, nur manchmal nutzte er die Eisenbahn. Und so erreichte er erst nach Wochen Rishikesh, wo er sich am Ziel seiner Reise wähnte – doch es sollte anders kommen.

Bereits nach wenigen Tagen begegneten ihm vor Sonnenaufgang, auf seinem Weg zum Ganges, wo er jeden Morgen sein rituelles Bad nahm, zwei Wandermönche am Ufer des Flusses, die allein durch ihr Äußeres und ihre Ausstrahlung seine ganze Aufmerksamkeit auf sich zogen. Ranjeed trat ohne zu zögern und nachzudenken auf sie zu und fragte, ob er sie auf ihrem Weg begleiten dürfe. Beide blickten ihm in die Augen und nickten wortlos.

So begann der zweite Teil seiner Reise, die ihn nun zum wahren Ziel führte. Denn eine Reise in den Himalaya, dem Sitz der Götter, zur Quelle des Ganges – dorthin waren die beiden unterwegs – ist gleichzeitig auch eine Reise zur eigenen inneren Quelle, zum eigenen Selbst. Die beiden Sadhus kannten ihren Weg, den sie schon oft gegangen waren, denn sie wanderten schnellen Schrittes durch das unwegsame Gelände. Schweigend und konzentriert fanden sie jeden Abend einen passenden Platz für ihr Lager. Ranjeed folgte ihnen und war fasziniert von ihrer wortlosen Kommunikation. Am fünften Tag blickte der jüngere Sadhu Ranjeed nach der morgendlichen Meditation fest in die Augen und brach zum ersten Mal sein Schweigen, indem er sagte, dass sie heute ihrem Guru begegnen würden, der hoch auf dem Berg in einer Höhle lebte. Ranjeed nickte, erhob sich, packte seine Sachen zusammen und folgte den beiden nach.

Der Anstieg war anstrengend, die Hitze beinahe unerträglich, aber diesmal machten sie keine Rast, sondern gingen zügig stundenlang weiter. Am späten Nachmittag erreichten sie ein großes Plateau. Es war wie in einem Traum: eine sanft grüne Wiese überzog die Erde, am Felsrand stand ein großer Baum und daneben an einem Pflock gebunden weidete eine Ziege. Im Felsen selbst war ein riesiges Loch zu sehen, der Eingang zu einer Höhle. Links daneben, unter einem weiteren Baum, saß regungslos ein scheinbar uralter Mann und blickte ins Nichts.

Ein tiefer Frieden umhüllte diesen Platz, klar und leicht und voller Harmonie. Ranjeed wusste, er war angekommen.

Was dann folgte, war einfach nur selbstverständlich. Die drei Männer gingen auf den Alten zu, begrüßten ihn ehrfürchtig und verneigten sich vor ihm. Er nickte und lächelte sanft, blieb aber wortlos sitzen. So als ob er schon immer hier gewesen wäre, richtete sich Ranjeed – zusammen mit den beiden anderen – ein. Die Höhle war groß genug für alle und sie folgten schweigend jeden Tag dem gleichen Ritual: aufstehen vor Sonnenaufgang, reinigen des Körpers, Körperübungen, meditieren. Danach ging jeder seines Weges und erledigte die »Dinge des täglichen Lebens«: Höhle säubern, Ziege melken, Holz und Wildkräuter sammeln, Wasser am nahe gelegenen Bach holen. Am späten Nachmittag trafen sich alle zu einem gemeinsamen Mahl unter der Obhut des alten Mannes. Es wurde nie viel gesprochen – es genügte, im Sein zusammen zu sein. Nach dem Essen saßen die vier Männer in Stille, beobachteten, wie die Sonne hinter den Bergen verschwand und legten sich zur Ruhe.

Ranjeed war glücklich und zufrieden, so wie noch nie zuvor in seinem Leben. Es gab nichts, was er vermisste oder tun und haben wollte. Die Tage vergingen wie im Fluge und als es Zeit war aufzubrechen – die beiden Wandermönche wollten zur Quelle des Ganges weiterziehen –, fragte Ranjeed den alten Mann, ob er noch bleiben dürfe. Lange saß der Greis schweigend da und blickte ihm dabei direkt in die Augen. Ranjeed erwiderte seinen Blick, kraftvoll und ruhig –, der Schüler hatte seinen Meister erkannt und der Alte nickte.

So kam es, dass Ranjeed drei Monate im Himalaya verbrachte. Täglich dasselbe Programm. Keine Abwechslung. Einfach nur sein. Nicht mehr und nicht weniger. Dort auf diesem paradiesischen Plateau brachte ihm sein Meister eine Reihe bestimmter Körperübungen bei, die sie jeden Tag gemeinsam praktizierten, danach versanken sie in tiefe Meditation, um dann gestärkt das Tagewerk zu verrichten.

Als sich Ranjeed nach drei Monaten auf seinen Weg zurück machte, war ihm klar, dass er als Jurist arbeiten würde, um den Menschen zu helfen. Die Übungen und Meditationen sind fester Bestandteil seines Lebens geworden –, durch sie fühlt er sich allen Widrigkeiten des Alltags gewachsen. Sie verleihen ihm Vitalität, Kraft und Gelassenheit.

Der Samen wird gesät

Als ich von diesen Übungen hörte, war ich wie elektrisiert und unterbrach Ranjeed in seiner Erzählung. Ich wollte mehr darüber erfahren, und auch Ranjeed stieg sofort auf meine Fragen ein. Er wusste ja aus unserem anfänglichen Gespräch, was ich beruflich machte, und sagte zu mir: »Vielleicht haben wir uns deshalb heute hier in diesem Zug getroffen – es gibt keine Zufälle, wir sind immer zur rechten Zeit am rechten Ort und begegnen genau den Menschen, denen wir begegnen sollen.« Lächelnd und mit diesem typisch indischen Kopfwackeln sprach er weiter: »Je länger ich die Übungen praktizierte, umso intensiver kam bei mir der Gedanke oder Wunsch hoch, dass sie viel mehr Menschen anwenden sollten – sie sind doch so ein Segen! Allerdings bin ich beruflich sehr eingespannt und habe auch nicht das Talent dazu. Vielleicht bist du der Richtige dafür? Du hast eine Praxis, bist viel mit Menschen zusammen, leitest Seminare, schreibst Bücher. Genau, das ist es! Was meinst du?«

Ich war sofort Feuer und Flamme. Wir wussten, dass unsere Zeit begrenzt war und deshalb machten wir uns sofort an unseren Plan. Ranjeed erklärte mir die Übungen ganz genau, ja, er machte sie mir in diesem engen Zugabteil sogar vor, während ich alles aufschrieb, Strichzeichnungen anfertigte, Notizen dazu machte. Wir hatten große Freude dabei, lachten viel und waren doch voll konzentriert. Auch zu den Wirkungen erklärte er viel, und ich konnte aufgrund meines alternativen medizinischen Wissens einiges ergänzen. So hatten wir bald ein komplexes Konzept erarbeitet.

Kurz bevor der Zug in die Station einfuhr, in der Ranjeed aussteigen musste, sagte er – ich weiß es noch wie heute: »Diese Übungen sind wirklich einfach, und deshalb können sie den Menschen in schweren Zeiten helfen – dann, wenn sie sie am meisten brauchen und die Zeit dafür reif ist. Das Einfache wirkt immer! Es gibt dabei kein Geheimnis, und dennoch sind Namen nicht wichtig. Es ist nicht erforderlich, dass ich dir den Namen meines

Gurus nenne, noch dass mein Name erwähnt wird. Die Übungen sind nicht von jemandem, sondern für die Menschen. Sie entstanden aus einer langen Tradition und wurden über viele Jahre vom Meister an den Schüler weitergegeben. Jetzt ist die Zeit, sie allen zu offenbaren und zugänglich zu machen. Aber ich weiß, dass die Menschen im Westen für alles eine Bezeichnung brauchen. Also vielleicht nennest Du sie einfach die ›8 Himalaya-Übungen für ein gesundes Leben‹. Ich bin sicher, das Buch wird viele Leser finden und allen Menschen helfen, die ein gesundes und glückliches Leben erhalten und verwirklichen möchten.« Dabei strahlten seine Augen und er lächelte von ganzem Herzen. Kurze Zeit später verabschiedeten wir uns in der Gewissheit, etwas Bedeutendes auf den Weg gebracht zu haben.

Sorgfältig bewahrte ich die Notizen auf und genoss meine weitere Reise durch Indien. Zahlreiche Eindrücke und viele interessante Begegnungen schlossen sich an – so kehrte ich reich beschenkt und glücklich nach Hause zurück.

Hier ordnete ich alles, schrieb die Übungen noch einmal neu auf und begann sie zu praktizieren. Auch mir erschloss sich deren enorme Wirkungsweise und ich fühlte am eigenen Leib, wovon Ranjeed erzählt hatte. Ich weiß nicht mehr genau, wie lange mich diese Übungsreihe begleitete – es ist zu lange her –, irgendwann »schlichen sie sich aus meinem Leben« und ich wendete mich anderen Dingen zu.

Doch dann kam mein Traum von Ranjeed und die Übungen waren so präsent, als hätte ich sie gestern das letzte Mal praktiziert. Ich wusste: Jetzt ist der richtige Zeitpunkt, um sie publik zu machen.

Es freut mich sehr, dass wir nun gemeinsam in die Geheimnisse dieses alten überlieferten Systems eintauchen werden –, obwohl es ja, wie Ranjeed sagte, gar keine Geheimnisse sind!

Lernen Sie die Übungen und ihre Wirkungsweisen am eigenen Leib kennen. Durch ihre Einfachheit können sie von wirklich jedem Menschen in jeder Lebenslage ausgeübt werden. Und sie werden schon bald erfahren, wie die Übungen Vitalität, Jugendlichkeit, Kreativität, Kraft und Gelassenheit steigern, und die gesundheitliche Konstitution verbessern. Sie sind optimal geeignet für ein gesundes Leben – und was das bedeutet, erfahren Sie in den nächsten Kapiteln.

Gesund leben

Gesund leben – was bedeutet das?

Noch immer sehe ich Ranjeeds strahlendes Lächeln vor meinem inneren Auge, als er mit fester Stimme und beinahe schelmischem Lächeln vorschlug, die Übungsreihe die »8 Himalaya-Übungen für ein gesundes Leben« zu nennen. Ihm war vollkommen klar, dass sich viele Menschen im westlichen Kulturkreis nach so einem Leben sehnen und verzweifelt alles daran setzen, es zu erreichen. Mit ständig neuen Idealen und Zielvorstellungen jagen und hetzen sie durch ihr Leben, ähnlich wie die Katze, die ihrem Schwanz nachjagt – aussichtslos, ihn jemals zu fassen zu bekommen. Irgendwann geben diese Menschen die sinnlose Suche nach dem gesunden Leben jedoch auf und versinken entweder in Hoffnungslosigkeit und Resignation – »Das schaffe ich ja doch nicht« – oder erkennen gerade darin, nämlich im Aufgeben der Suche, eine große Chance – ihre große Chance! Sie sind vom Suchenden zum Finder geworden!

Und jetzt frage ich Sie: Was bedeutet es denn für Sie, ein gesundes Leben zu leben? Haben Sie schon einmal darüber nachgedacht? Leben Sie selbst ein Leben, das für Sie gesund ist? Reflektieren Sie doch einmal einen Moment darüber, am besten gleich jetzt, bevor Sie weiterlesen – halten Sie kurz inne, schließen Sie die Augen und fühlen Sie in sich hinein:

- Was bedeutet es für mich persönlich, gesund zu leben?
- Und lebe ich dieses gesunde Leben auch?

Ich schlage Ihnen vor, einmal – am besten gleich jetzt – aufzuschreiben, was Sie persönlich unter einem gesunden Leben verstehen. Vielen Menschen fällt das nämlich ziemlich schwer – sie wissen zwar, was sie NICHT wollen, aber das Gegenteil, das, was sie wollen und für ihr Leben verwirklichen möchten, das wissen die wenigsten.

Holen Sie sich also ein leeres Blatt Papier, schreiben Sie als Überschrift: »So sieht mein gesundes Leben aus« – und dann beginnen Sie, alles zu notieren, was Ihnen in den Sinn kommt. Bitte vermeiden Sie dabei negative Formulierungen. Schreiben Sie also nicht auf, was Sie NICHT mehr wollen, sondern das, was Sie verwirklichen möchten. Notieren Sie also beispielsweise anstelle von »ein Leben ohne Kopfzerbrechen«, »ein Leben, in dem ich immer klar und bewusst meine Ziele vor Augen habe und die entsprechenden Entscheidungen treffe«. Oder anstelle von »ich möchte nicht mehr krank sein«, notieren Sie einfach »Gesundheit und Vitalität«. Achten Sie darauf, wirklich alles aufzuschreiben, was Ihnen in den Sinn kommt – schalten Sie dabei Ihren kritischen Verstand aus, der behauptet, das sei Unsinn ... lassen Sie Ihrer

Kreativität freien Lauf. Sie werden erstaunt sein, was da alles zum Vorschein kommt. Lassen Sie sich von sich selbst überraschen!

Dieses Blatt Papier mit all Ihren Ideen, Vorstellungen, Wünschen und Visionen bewahren Sie bitte sorgfältig auf, sodass Sie immer wieder darauf schauen können – vielleicht gibt es im Laufe der Zeit neue Einfälle, die Sie dazu notieren, oder Sie können die Dinge, die Sie bereits verwirklicht haben, abhaken. Nutzen Sie es als Ihr persönliches Arbeitspapier, Ihren individuellen Fahrplan für ein gesundes Leben.

Sicherlich wird jeder von uns andere Dinge notieren, denn so wie kein Mensch dem anderen gleicht, so unterschiedlich, einzigartig und kreativ sind auch die Vorstellungen eines jeden von »seinem« Leben. Wie auch immer die unterschiedlichen und ganz individuellen Details eines gesunden Lebens aussehen mögen, so gibt es doch ein paar allgemeingültige Definitionen:

- Das gesunde Leben ist nur dort zu finden, wo ein Mensch mit sich und der Welt im Einklang lebt.
- Liebe, Geborgenheit und Zuneigung gehören zu einem gesunden Leben genauso wie gute und regelmäßige soziale Kontakte, Sinnhaftigkeit und die Möglichkeit, ein selbstbestimmtes Leben zu führen.
- Aber auch der Wille zu einem gesunden Leben spielt eine große Rolle – dazu zählt die Erkenntnis, dass man positive Gedanken und Handlungen, die ja unweigerlich zu einem erfüllten Leben führen, lernen und trainieren kann.
- Letztendlich geht es um unser eindeutiges und bedingungsloses Ja zu allem, was ist. Ein Ja in jedem

Augenblick führt zu innerem Frieden und damit zu einem gesunden Leben.

Durch zielgerichtete Übungen und Praktiken zur Überwindung negativer Geisteszustände wird man einen Zustand oder ein Gefühl von Glückseligkeit erlangen, welche Voraussetzungen für ein gesundes Leben sind. Dazu kann man beispielsweise Meditationen aller Art, Körper- und Leibesübungen oder auch noch viele andere Praktiken zählen, die der inneren Erforschung unseres Seins dienen. Alle großen Meister, Lehrer, Weise und Mystiker gingen und gehen davon aus, dass dieses unser Sein als Urgrund die bedingungslose Liebe hat. Was wiederum zur Folge hat, dass Liebe, Zufriedenheit und Glück das Geburtsrecht aller Menschen und Seinsformen ist. Dies ist ein Zustand, der nicht im Außen zu finden ist, sondern nur in unserem tiefsten und innersten Wesenskern. Dorthin zielt jede wahre Lehre.

Und auch Ranjeeds Meister im Hohen Himalaya wusste dies, als er ihn die Körper- und Bewusstseinsübungen lehrte, die Ranjeed die »8 Himalaya-Übungen für ein gesundes Leben« nannte. Es sind Übungen, die für einige Leser nichts Neues sind – manche der Übungen kennt man aus dem Hatha-Yoga, dem Qi Gong und anderen Systemen – und dennoch, für mich sind sie einzigartig. Durch die spezielle Reihenfolge und die Kombination mit der Atmung und den Affirmationen entfalten sie ihre ganz besondere Wirkweise. Doch dazu später mehr.

Vier wesentliche Säulen für ein gesundes Leben

Ranjeed erzählte mir damals im Zug von seinem eigenen Leben – er war rundum zufrieden und glücklich mit seinem Sein. Er war gesund und vital, übte einen Beruf aus, der ihn erfüllte und in dem er erfolgreich war, er führte ein harmonisches Familienleben, liebte seine Frau und die Kinder über alles – und wurde von ihnen geliebt – und er wusste, dass sein Leben eingebunden ist in ein großes Ganzes, das aus der Quelle allen Seins gespeist wird. Und für all das war er zutiefst dankbar.

Ein wahrhaft perfektes Leben, finden Sie nicht auch? Ein Leben, das ihm – trotz der günstigen Voraussetzungen als Sohn einer wohlhabenden Brahmanenfamilie – nicht einfach so zugeflogen war. Auch Ranjeed ging durch tiefe Täler, bis er wusste, wohin ihn sein Weg führte. Bis er erkannte, dass er alles bereits in sich hatte, wonach er suchte. Was ihm dabei half, war sein starker Wille – ohne diesen hätte er sich nie auf den beschwerlichen Weg nach Rishikesh gemacht – und ein Urvertrauen, das ihm die Gewissheit gab, dass immer alles sinnvoll ist, auch wenn es manchmal scheinbar nach dem Gegenteil aussieht.

Dass ein gesundes Leben körperliche und geistige Aktivität voraussetzt, welche mit Spaß und Freude verrichtet werden, gehört zu den von alters her gültigen Einsichten. Welche Arten von Aktivität dies am meisten fördern, richtet sich nach den jeweiligen individuellen Neigungen und Stärken, über die sich ein jeder selbst Klarheit verschaffen kann. Mit den »8 Himalaya-Übungen« haben Sie in jedem

Fall wunderbare Werkzeuge zur Hand, die Ihnen helfen, Ihre innere Kraft zu stärken, indem Körper, Seele und Geist miteinander in Einklang kommen. So haben Sie immer die nötige Energie, Stabilität und Harmonie, um ein gesundes Leben führen zu können.

Und wie wir aus Ranjeeds Geschichte erfahren haben, gehören dazu:

- Gesundheit und Vitalität
- Erfolg und Wohlstand
- Liebe und Partnerschaft
- und ein sinnhaftes, bewusstes Leben im Sein.

Sind diese vier wesentlichen Säulen in Harmonie und Einklang, dann werden Sie bestimmt behaupten können, ein gesundes Leben zu führen. Bei vielen Menschen verhält es sich jedoch so, dass der eine oder andere Bereich überbewertet wird, sodass die anderen einfach zu kurz kommen. Oft sind erste Anzeichen dafür, dass man sich ausgepowert fühlt, oder einem alles zu viel wird und über den Kopf wächst – in fortgeschrittenem Stadium kann dies sogar zum Burn-out führen. Oder aber man wird das Gefühl nicht los, dass schlicht und ergreifend irgendetwas im Leben fehlt. Die Folge davon ist in vielen Fällen Niedergeschlagenheit, Unzufriedenheit und Depression.

Beachten Sie also bitte immer, dass Sie zum Beispiel Ihre berufliche Karriere nicht auf Kosten Ihrer Gesundheit und Beziehungen leben, oder das Wohl Ihrer Familie über Ihr eigenes stellen und vergessen, dass das Leben noch viel mehr zu bieten hat. Gönnen Sie sich zwischendurch Auszeiten – auch wenn es nur ein paar Minuten täglich sind –, in denen Sie sich auf Ihr Inneres besinnen, einfach mal abschalten und entspannen, beispielsweise mit den »8 Himalaya-Übungen«.

Bevor wir uns nun den vier genannten Säulen im Einzelnen widmen, möchte ich Sie bitten, unter dem gerade besprochenen Aspekt noch einmal das Blatt Papier zur Hand zu nehmen, auf dem Sie Ihre individuellen Vorstellungen von einem gesunden Leben notiert haben. Prüfen Sie einmal, ob Sie allen vier Bereichen genügend Raum gegeben haben, oder ob der eine oder andere überbewertet ist oder gar fehlt. Gehen Sie noch einmal in sich und ergänzen oder korrigieren Sie Ihre Vision von einem gesunden Leben. Sie wissen ja, Sie können in jedem Augenblick Ihr Leben neu beginnen – die Vergangenheit ist vorbei, und die Zukunft beginnt immer im Jetzt! Ich wünsche Ihnen viel Spaß und Freude dabei!

Gesundheit und Vitalität

Wir alle kennen den Spruch »Gesundheit ist nicht alles, aber ohne Gesundheit ist alles nichts!« Das mag stimmen, trifft aber für ganz viele andere Bereiche genauso zu. Ausschlaggebend ist doch, wie wir den Begriff Gesundheit betrachten und definieren.

Lassen Sie mich gleich mit einem Beispiel beginnen: eine meiner Klientinnen hat mir vor Jahren erzählt, dass ihr kleiner »gesunder« Sohn einen Integrationskindergarten besucht. Sein bester Freund sei ein »behinderter« (also »kranker«) Junge gleichen Alters mit dem sogenannten Down-Syndrom. Als nun beide Kinder einmal auf einem öffentlichen Spielplatz zusammen mit anderen spielen wollten, wurden sie gehänselt und ausgelacht. Der Sohn meiner Klientin war damals ziemlich verstört und konnte diese Situation überhaupt nicht verstehen. Als seine Mutter ihm erklärte, was das Wort »Behinderung« bei uns bedeutet, nickte er zwar, begreifen konnte er es aber immer noch nicht. Er antwortete: »Na und, Martin ist zwar anders, aber das ist doch jeder. Der eine schaut so aus und der andere so – der eine kann dies besser und der andere das. Ist doch egal! Er ist mein liebster Freund!« Für den Sohn meiner Klientin war klar, dass es nicht um den äußeren Schein, um die sogenannte Krankheit geht – für ihn gab es diese Krankheit nicht. Das lernte er erst später, von den anderen »normalen« Kindern auf dem Spielplatz …

Und der Sohn meiner Klientin hatte recht – es gibt keine Krankheit, nur den äußeren Schein einer solchen. Auf der Ebene des Herzens, der bedingungslosen Liebe sind alle Menschen heil. Machen Sie sich einmal bewusst: Wir sind reines Sein. Ewiges ICH BIN. Und das kann nicht krank sein. Erinnern Sie sich: Ich habe einen Körper, aber ich bin nicht dieser Körper! Mein Körper sendet lediglich Signale, wenn ich dabei bin, mich aus dem Gleichgewicht zu bewegen. Wenn ich mich beispielsweise nicht den Umweltbedingungen gemäß verhalte und im Winter bei Eis und Schnee mit Sandalen und Shorts rumlaufe, kann es sein, dass mir mein Körper die Signale »Husten, Schnupfen, Fieber« sendet – dann habe ich die Chance, mein Verhalten zu ändern. Lassen Sie mich einmal unseren Körper mit einem Auto vergleichen: Wenn bei meinem Auto ein rotes Lämpchen aufleuchtet, dann weiß ich, dass irgendetwas nicht in Ordnung ist. Ich werde vermutlich ziemlich schnell in die Werkstatt fahren, um die Störung reparieren zu lassen, damit ich anschließend beruhigt weiterfahren kann. Mit ihrem Körper gehen die Menschen allerdings oft ganz anders um. Wenn da das erste Lämpchen aufleuchtet – nehmen wir als Beispiel einmal leichte Kopfschmerzen –, dann wird dieses Signal oft ignoriert, man macht einfach weiter wie bisher. Möglicherweise so lange, bis eine ausgewachsene Migräne daraus wird und der Körper einen zur Pause zwingt.

Dabei ist es doch so einfach: Signal – Erkennen – Änderung – und es ist gut! Also, noch einmal: Es gibt keine Krankheit, nur Chancen zum Erkennen und zur Veränderung!

Und auch, wenn manche Menschen mit einer sogenannten »Behinderung« geboren werden – wer gibt uns das Recht zu beurteilen, was normal und damit besser ist? Jeder körperliche Zustand ist eine Chance zur Erkenntnis, für sich selbst und für den Mitmenschen. Lassen wir also zu, dass wir immer in dem Bewusstsein des einen Seins bleiben, und das wahre Wesen hinter dem äußeren Schein erkennen.

Gehen Sie doch einmal in die Energie von: *Ich bin ewig.* Atmen Sie tief durch: Ich bin ewig. Und dann spüren Sie die Qualität dieses Wesens, das Sie sind – spüren Sie einmal den Gesundheitszustand Ihres wahren Wesens. Und Sie werden entdecken: Dieses wahre Wesen hat keinen Gesundheitszustand, es kennt keine Krankheit. Sie waren noch nie krank. Wenn Sie eine Disharmonie im Bewusstsein haben, spiegelt sich diese im Körper als sogenannte Krankheit. Aber Sie können nicht krank werden. Sie sind heil. Und jetzt lassen Sie einmal dieses Heil-Sein Ihres ICH BIN in Ihrem Körper wirken. Machen Sie sich bewusst, ich bin in meinem Körper. Ich durchdringe jede Zelle meines Körpers mit ICH-BIN-Bewusstsein. Und dann spüren Sie, dass im gleichen Augenblick Heilung geschieht. Die Vollkommenheit Ihres wahren Wesens wirkt als Heilkraft in Ihrem Körper. Wenn Sie diesen Zustand, dieses bewusste Sein jetzt nicht mehr beenden – also Heilung ständig geschehen lassen –, muss jede Krankheit verschwinden. Ganz egal wie der lateinische Spitzname dieser Krankheit lautet, ganz gleich ob die Medizin sagt: Dieser Zustand ist nicht heilbar – das bedeutet ja nur, dass der Stand der Wissenschaft hier bisher noch keinen Weg gefunden hat. Und vielleicht sieht Heilung ja auch ganz anders aus, als wir uns das mit unserem begrenzten Verstand vorstellen. Lassen Sie doch einmal die Idee zu, dass auch ein scheinbar »kranker« Mensch ganz und gar heil sein kann. Denn wenn Ich ewig bin, dann ist auch jeder andere, jedes Du ewig und damit heil und gesund.

Dennoch ist es sinnvoll, dem Körper regelmäßig Aufmerksamkeit, Pflege und Wartung zukommen zu lassen – so wie Sie Ihr Auto zur Inspektion in die Werkstatt fahren. Gönnen Sie sich immer wieder und am besten in gleichmäßigen Intervallen Zeiten, um ihren Körper fit, »gesund« und vital zu erhalten. Die »8 Himalaya-Übungen für ein gesundes Leben« sind dafür bestens geeignet.

Erfolg und Wohlstand

»Wie innen – so außen!« Dieses geistige Gesetz trifft im Wesentlichen auf die Bereiche Erfolg und Wohlstand zu. All unsere Lebensumstände sind ein Spiegelbild der inneren Wirklichkeit und so können sich die äußeren Bedingungen nur ändern, indem ich mich selbst, mein Inneres, ändere.

Jeder von uns wünscht sich Erfolg und Wohlstand – und genau hier liegt des Pudels Kern. Denn solange ich wünsche, habe ich nicht. Habe ich nicht, bin ich im Mangel, befinde ich mich in einem Mangelbewusstsein. Die Folge ist das oben genannte geistige Gesetz: wie innen, so außen, also: Ein Mangelbewusstsein erzeugt Mangel.

Dieser Kreislauf ist jedoch ganz einfach zu durchbrechen. Verwandeln Sie Ihr Mangelbewusstsein in ein Erfolgs- und Wohlstandsbewusstsein, lassen Sie das bloße Wünschen sein und manifestieren Sie so – am besten gleich jetzt – die Fülle in Ihrem Leben. Glauben Sie mir, das ist ganz leicht. Denn nur, was leicht umsetzbar ist, hat mit Erfolg und Wohlstand zu tun. Das Universum ist voller Überfluss und jederzeit bereit, diesen mit Ihnen zu teilen. Alles ist möglich. Der Schlüssel zu Erfolg und Wohlstand ist das Vertrauen in uns selbst. Setzen Sie die Samen, die Sie auch ernten wollen. Wenn Sie Mangel säen, werden Sie Mangel ernten – wenn Sie Wohlstand und Erfolg säen, werden Sie Wohlstand und Erfolg ernten. Deshalb prüfen Sie genau, in welchem Bewusstsein Sie leben.

Leben Sie im Bewusstsein, dass Sie bereits haben! Lassen Sie alles los, was nicht mehr wirklich zu Ihnen gehört.

Leben Sie Ihr Leben in Dankbarkeit und Freude und erkennen Sie in allem, was Ihnen begegnet, eine Chance, die
es zu nutzen gilt.

Wohlstand ist ein stetiger Fluss, und Geld fließt in unser Leben, wenn wir gelernt haben, zu geben und in Dankbarkeit zu nehmen. Überprüfen Sie doch einmal, am besten gleich jetzt beim Lesen, ob Sie schenken können, ohne
etwas zu erwarten, und ob Sie Geschenke annehmen können, ohne etwas zurückzuzahlen. Geben Sie sich einfach
diesem Fluss von Geben und Nehmen bedingungslos hin.

Es ist nicht nötig, sich von morgens bis abends (oder
spät in die Nacht hinein) abzurackern, um seinen Lebens-
unterhalt – und mehr – zu verdienen. Das Leben geht immer den Weg des geringsten Aufwandes. Wenn etwas nicht
mühelos geschieht, zeigt das nur, dass es anders leichter
ginge. Richten Sie Ihre Aufmerksamkeit bewusst auf das,
was Ihnen wichtig ist: beispielsweise Erfolg und Wohlstand. Wenn Sie sich in Entspannung befinden, fließen Ihnen wie von selbst die besten Ideen zu. Kreativität und
Inspiration lassen sich nicht erzwingen, sondern entsprin-
gen immer der Entspannung, Mühelosigkeit und Verspielt-
heit – so ist Erfolg und Wohlstand etwas ganz Natürliches.
Und mit der Kunst der Schöpferischen Imagination und
Manifestation, die vom Ergebnis ausgeht, wird Ihr Erfolg
und Ihr Wohlstand unvermeidbar werden. Wie das geht?
Hier die kurze Anleitung: Leben Sie in der inneren Gewissheit der Erfüllung. Ziehen Sie Ihre Aufmerksamkeit bewusst von allem ab, was nicht sein soll und halten Sie sie
auf das gerichtet, was sein soll. Stellen Sie sich den er-
wünschten Endzustand deutlich und lebendig vor und

verbinden Sie ihn mit einem starken Gefühl von Freude und Dankbarkeit. Damit erleben Sie sich in der Erfüllung – Sie SIND erfolgreich, wohlhabend, gesund oder was auch immer – Sie spüren, dass es IST. Diese innere Wirklichkeit erschafft die äußere: wie innen – so außen!

Ranjeed wusste das und nutzte die »8 Himalaya-Übungen« als Werkzeug, um einen inneren Zustand der Ruhe und Entspannung, Freude und Dankbarkeit beizubehalten – der sich dann unmittelbar in seinem Äußeren spiegelte.

Liebe und Partnerschaft

Gute und stimmige zwischenmenschliche Beziehungen sind für ein glückliches und zufriedenes Leben von großer Bedeutung. Ob mit oder ohne »festen« Partner ist ein gutes Verhältnis zur Familie, zu Freunden, Kollegen, Bekannten, Nachbarn etc. eine bedeutende Säule für ein gesundes Leben. Mit Menschen zu kommunizieren ist für uns ganz selbstverständlich – ob via Internet-Chat, Telefon, Fax oder ganz persönlich mit der Verkäuferin im Supermarkt oder der besten Freundin beim Kaffeeklatsch. Wir befinden uns in einem ständigen Austausch und wirken durch unsere Ausstrahlung und Körpersprache aufeinander – ob wir das wollen oder nicht, ob uns das bewusst ist oder nicht. Unser Körper verrät mehr als tausend Worte. Mit einem positiven Körpergefühl, Freundlichkeit und ehrlichem Interesse am anderen, haben wir wichtige Grundsteine für gute Beziehungen gelegt.

Halten Sie jetzt einmal einen Moment inne und überlegen Sie: Wie wirken Sie auf andere? Und wie wirken Ihre

Mitmenschen auf Sie? Können Sie die Menschen in Ihrem Umfeld so annehmen, wie sie nun mal sind? Können Sie sie lieben, ohne wenn und aber?

Das gelingt vielen von uns im Bekanntenkreis oft leichter als beim momentanen Lebensgefährten. Viele suchen jahrelang nach dem idealen Partner, ohne zu erkennen, dass sie mit einem solchen ja bereits zusammen sind. Warum? Nach dem Gesetz der Resonanz können wir den idealen Partner erst dann anziehen, wenn wir selbst ein idealer Partner sind (was auch immer die Definition von »ideal« ist). Das heißt, wir ziehen immer den Partner an, der unserem momentanen So-Sein am besten entspricht – somit ist der Partner, mit dem wir gerade zusammen sind, der ideale Partner für uns, weil er uns genau mit den Lektionen konfrontiert, die wir gerade erfahren wollen. Eine Erkenntnis, die viele Paarsituationen enorm entstresst. Und auch, wenn ich gerade keine Partnerschaft lebe, ist das Alleinsein wohl das, was ich gerade lernen und erfahren will – auch wenn mein Verstand oder mein Ego mir etwas ganz anderes dazu sagt.

Will ich in der Liebe und Partnerschaft glücklich sein, muss ich zwei Dinge auflösen: zum einen die Angst, nicht genug geliebt zu werden, und zum anderen das Verlangen, den Partner alleine für mich besitzen zu wollen. Beides funktioniert nicht und wird genau das Gegenteil von dem bewirken, was ich wollte, denn wer Angst hat und besitzen will, wird letztendlich alles verlieren.

Will ich wahre Liebe erfahren, dann gilt es, das Göttliche in mir selbst und in allen Menschen – auch in meinem Partner – zu erkennen. Das ist es, was der indische Gruß

»Namaste« bedeutet: »Das Göttliche in mir grüßt das Göttliche in Dir!« Diese Liebe muss ich nicht lernen, denn sie ist mein wahres Sein. Ich muss nur zulassen, dass diese Liebe, die meine innere Wirklichkeit ist, wieder frei fließen kann. Dies geschieht, indem ich erkenne, dass ich so wie ich bin, vollkommen in Ordnung bin. Hören Sie auf, anders sein zu wollen. Hören Sie auf, einem Ideal nachzulaufen. Hören Sie auf, nach den Vorstellungen anderer zu leben. Nehmen Sie Ihr So-Sein bedingungslos an und bejahen Sie Ihr Leben. Dann können Sie sich selbst wirklich lieben – und diese Liebe an alle Wesen weitergeben. Dann sind Sie zu einem wahrhaft Liebenden geworden und leben ideale Partnerschaften in einem gesunden Leben!

Praktizieren Sie die »8 Himalaya-Übungen« regelmäßig, wird es Ihnen immer leichter fallen, Ihren wahren Kern mehr und mehr zu erfahren und auszuleben. Ihre Ausstrahlungskraft wird sich automatisch verstärken und Sie werden das haben, was man allgemein »Charisma« nennt. Machen Sie sich Ranjeeds Wissen zu eigen: Das, was Sie ausstrahlen, wird tausendfach zu Ihnen zurückkehren.

Sinnhaftigkeit und Bewusstsein

Diese vierte Säule befasst sich mit den geistigen Aspekten eines perfekten und gesunden Lebens. Es ist sehr bedeutend, dass Sie den Dingen, die Ihrem Leben Sinn geben und die Ihnen wirklich wichtig sind, Raum öffnen und zur Verfügung stellen: seien es Ideale, ethische Prinzipien, soziales Engagement oder was auch immer. Ein sinnhaftes

Leben wird Ihnen Glück und Zufriedenheit schenken. Dann ist es egal, was um Sie herum geschieht, es ändert nichts an Ihrer Grundstimmung, dem Glück und der Liebe im Herzen. Lassen Sie doch einfach Ihre innere Sonne immer scheinen!

Welche Inhalte spiegeln ein sinnhaftes und bewusstes Leben wieder? Das sind neben anderen: Wertfreiheit und Dankbarkeit, Leben im Jetzt und im »Meister«-Bewusstsein, heiterer Optimismus und aktive Lebensbejahung, Vertrauen und Harmonie, Reduzierung der Bedürfnisse, Loslassen aller Bindungen, rechtes Denken, Fühlen und Handeln, bedingungslose Liebe für alle Wesen, Beten und Segnen, das Wissen, dass alles bereits in mir verankert ist. Menschen, die ein gesundes Leben führen, sind grundsätzlich optimistisch, dankbar, lebensbejahend, eigenverantwortlich, liebevoll, heiter, gelassen, voller Vertrauen, Mut, Humor und Selbstvertrauen.

Wer diese Zusammenhänge erkennt, lässt automatisch alle Sorgen und Ängste, jeden Neid und jede Gier hinter sich und erfährt so innere Gelassenheit, die wiederum zu Sinnhaftigkeit, bewusstem Sein und Glückseligkeit führt.

Wenn Ihnen jetzt bewusst wird, dass das Leben, das Sie führen, für Sie nicht perfekt ist, Sie nicht wirklich erfüllt, dass Sie sich nicht auf jeden Tag, auf jeden Augenblick freuen, dann ist die Zeit gekommen, etwas daran zu ändern. Ein wichtiger Schritt dahin ist, dass Sie beginnen, Ihr eigenes Leben zu verwirklichen – nicht das, was von Ihnen durch andere erwartet wird, sondern das, was Sie aus den Tiefen Ihres Herzens leben wollen. Prüfen Sie genau, lauschen Sie in sich hinein und haben Sie den Mut, das, was

Sie hören, umzusetzen – auch wenn es noch so unkonventionell sein mag. Ihr wahres Selbst sagt Ihnen, dass das wahre und perfekte Leben auf Sie wartet. Und Sie erkennen: Der, der Sie im Moment sind, zieht nach dem »Gesetz der Resonanz« das Leben an, das Sie jetzt führen. Das Leben, von dem Sie träumen, können Sie nur verwirklichen, wenn Sie einen entscheidenden Schritt tun. Verwirklichen Sie Ihr wahres Sein und treten Sie hervor als der, der Sie in Wahrheit sind. Dann ändert sich die Realität von selbst, denn sie ist nur ein Spiegelbild Ihres Bewusstseins. Werden Sie zu Ihrem Lebensarchitekten und formen Sie bewusst Ihr gesundes Leben.

Nehmen Sie jetzt noch einmal Ihren Notizzettel hervor und korrigieren Sie gegebenenfalls Ihre Vorstellungen von einem gesunden Leben. Integrieren Sie alle vier Säulen und machen Sie sich bewusst, dass Sie bereits am Ziel sind. Leben Sie in Übereinstimmung mit Ihrem Körper, akzeptieren Sie immer, was passiert, auch wenn es scheinbar »schlecht« ist, und hören Sie auf zu bewerten. Auf der Skala des Bewusstseins gibt es kein gut oder schlecht, sondern nur ein »anders«. Leben Sie Ihre Bestimmung – und Ihr Leben wird von perfekter Gesundheit sein!

Und noch etwas: Machen Sie sich jetzt bewusst – egal ob es Ihr Verstand glauben kann oder nicht – JEDES Leben ist perfekt! In der Schöpfung gibt es nichts, was nicht perfekt ist! Das scheinbar Unperfekte ist die Sichtweise der Dinge, nicht die Dinge selbst. Und das ist das ganze Geheimnis. Nicht mehr und nicht weniger.

Exkurs: Zahlenmystik – die Acht

Es berührt mich immer wieder, wie perfekt dieses Übungssystem der »8 Himalaya-Übungen« ist – zum einen durch
seine Wirkungsweise, zum anderen aber auch durch seinen Aufbau. Wie wir später sehen werden, lassen sich die
Übungen in zwei Vierer-Gruppen einteilen, die von ihrer
Dynamik her sehr unterschiedlich sind und sich dadurch
aber perfekt ergänzen. Zusammen ergeben sich daraus acht
Übungen. Nun ist uns aus der Zahlenmystik bekannt, dass
die Acht eine heilige Zahl ist, da sie die Einheit des Indivi-
duums (siehe die Übungen der ersten Vierer-Gruppe) mit
den Kräften des Universums (siehe die Übungen der zweiten Vierer-Gruppe) symbolisiert.

Die Acht hat sehr umfassende Eigenschaften, was man
schon an ihrer äußeren Form sehen kann, und steht für die
Aussicht auf eine andere, höhere Welt. Lassen Sie mich einige Beispiele aufzeigen, warum die Acht so bedeutend ist: der
hinduistische Gott Vishnu hat acht Arme, um die Welt zu
tragen; Buddha entwickelte den acht-gliedrigen Pfad; das
Dharma-Rad hat acht Speichen; eine Oktave umfasst acht
Töne; die Windrose hat acht Hauptrichtungen; in der christ-
lichen Zahlensymbolik des Mittelalters gilt die Acht als Zahl
des glücklichen Anfangs, des Neubeginns, der geistigen
Wiedergeburt oder der Taufe und der Auferstehung, Symbol
des Neuen Bundes und Symbol des Glücks; die Etrusker
sprachen von acht Weltzeitaltern; das Sonnensystem hat in
der astronomischen Auffassung seit 2006 acht Planeten; und
in China gilt die Acht als Glückszahl – bestimmt lässt sich
diese Liste noch sehr viel weiter fortführen.

Auch die liegende Acht hat ihre Symbolik als Zeichen der Unendlichkeit. Und der Weisheit unserer Sprache folgend bedeutet acht-sam zu sein, dass man alle Handlungen zentriert, in seiner Mitte ruhend und mit vollem Bewusstsein nur auf das eine konzentriert, ausführt. Derart achtsam verrichtete Taten und Handlungen sind auf der äußeren Ebene oft von Erfolg und Wohlstand begleitet, während sie auf der inneren Ebene zu Gelassenheit, Zufriedenheit und Glück führen.

Achtsamkeit und Achtung sind wahre Schlüssel zu einem gesunden Leben – führen Sie also die »8 Himalaya-Übungen« in diesem Sinne aus. Viel Freude dabei!

Praxisteil

Hinführung & Aufbau

Sehr gerne lade ich Sie nun ein, mit mir die »8 Himalaya-Übungen für ein gesundes Leben« in der Praxis kennenzulernen. Sie werden sehen, die Übungen sind einfach und wirklich für jeden durchzuführen. Und trotz – oder gerade wegen – ihrer Einfachheit harmonisieren und stimulieren sie all unsere Kräfte: die körperlichen, emotionalen, seelischen und mentalen.

Je nachdem, mit welcher Intention Sie üben – dynamisch-kraftvoll oder entspannt-meditativ –, werden Sie eine belebende und/oder beruhigende Wirkung erfahren dürfen. So unterstützen uns diese überlieferten Bewegungen, unseren Alltag gelassen, freudig, voller Kraft und Kreativität zu erleben und zu gestalten.

Wie die Übungen im Einzelnen wirken, werde ich Ihnen etwas später genau erklären. Ganz allgemein gesprochen kräftigen sie den Körper und machen ihn flexibel – insbesondere die Wirbelsäule –, sodass er mehr Vitalität,

Gesundheit, Beweglichkeit, Entspannung und Energie bekommt. Dies alles sind Voraussetzungen, um den Alterungsprozess des Körpers wirksam zu verlangsamen. Auch die Psyche kommt mehr und mehr ins Gleichgewicht und unser Geist, die mentale Ebene, wird und bleibt klar, lebendig, frisch und – Sie werden es bald spüren – sprüht nur so vor Ideen, Visionen und Energie.

Der Aufbau der Übungen:

Die »8 Himalaya-Übungen für ein gesundes Leben« lassen sich in zwei Vierer-Gruppen einteilen:

Im Teil I, den ersten vier Übungen, die sehr strukturiert einem genauen Ablauf folgen, geht es allgemein gesprochen im Wesentlichen um eine Zentrierung im eigenen Selbst. Dieses Sammeln und Zentrieren im eigenen inneren Raum ist Voraussetzung für Teil II, den zweiten vier Übungen, die frei und fließend dem eigenen Rhythmus folgend ausgeführt werden. Hierbei geht es um die Zentrierung im Außen, der Welt und dem Universum. Erst wenn ich bereit bin und mich ganz in mir zentriert habe – mir meines Selbst bewusst bin –, kann ich dem Außen begegnen. Erst wenn alle Energien in mir vereint und ausgeglichen sind, dann kann ich ein perfektes Leben führen – im Alltag, im Beruf, in meinen Beziehungen, auf gesundheitlicher, seelischer und geistiger Ebene. So komme ich vom ICH zum DU und in der Meditation, die die Übungsreihe abschließt, zum WIR – das ich in der Essenz wiederum als ICH erkenne.

Wie werden die Übungen ausgeführt?

Es gibt unterschiedliche Möglichkeiten, die »8 Himalaya-Übungen« zu praktizieren:

a) zum einen als Einzelübungen im jeweiligen Bedarfsfall, sozusagen für zwischendurch. Das heißt, Sie suchen sich für Ihr jeweiliges Anliegen eine Übung aus und praktizieren diese. Wenn Sie sich beispielsweise gerade sehr müde, abgeschlagen und erschöpft fühlen, weil Ihnen die Herausforderungen des Alltags im Augenblick zu viel werden, dann machen Sie jetzt die Übung Nr. 2 »Erde und Himmel in mir vereint« für mehr Energie, Dynamik und Kraft. Oder wenn Sie gerade sehr aufgeregt sind, angespannt und gestresst, dann machen Sie am besten die 1. Übung »Im Herzen zentriert« für Zentrierung, Konzentration und Entspannung. In jedem dieser Fälle empfehle ich, die Übung für sich mehrmals (bis zu achtmal) zu wiederholen, um eine optimale Wirksamkeit herbeizuführen.

b) zum anderen als komplette Übungsreihe, bei der Sie fließend und harmonisch von einer Bewegung oder Stellung in die nächste hinübergleiten. Dabei werden zunächst die Übungen von Teil I als Reihe praktiziert – von Übung 1 bis Übung 4 und dann wieder zurück zu Übung 1. Diese Sequenz können Sie je nach persönlichen Bedürfnissen so oft hintereinander durchführen, wie es Ihnen guttut. Ich empfehle eine viermalige oder achtmalige Wiederholung. Danach gehen Sie ohne Pause über in Teil II, den Sie einmal durchführen und mit der Meditation ausklingen lassen.

Üben Sie die Bewegungen dynamisch und kraftvoll, wenn Sie sich energielos fühlen und das Bedürfnis nach mehr Power und Durchsetzungskraft verspüren. Haben Sie jedoch das Verlangen nach Ruhe und Entspannung, dann üben Sie bitte langsam und meditativ.

Was ich Ihnen dabei besonders ans Herz lege: Begleiten Sie die Übungen immer – egal ob Sie sie dynamisch oder entspannt ausführen – mit einem inneren und auch nach außen hin sichtbaren Lächeln. Sie werden bald spüren, dass dies wahre Wunder bewirken kann. Es ist wirklich wichtig, sich selbst ein Lächeln zu schenken – selbst wenn Sie sich dabei am Anfang etwas seltsam fühlen. Probieren Sie es aus! Es ist ein Zeichen von Wertschätzung sich selbst, also dem eigenen Selbst, zuzulächeln. Und wenn es Ihnen immer noch schwerfällt, dann tun Sie einfach so als ob. Ziehen Sie beide Mundwinkel nach oben und verweilen Sie in dieser »Stellung«. Schon nach einer Minute wird es Ihnen spürbar besser gehen als zuvor. Warum? Weil selbst ein vorgetäuschtes Lächeln den Körper veranlasst, genau so zu reagieren, als wäre das Lächeln echt. Allein die Mimik wirkt auf die Emotionserzeugung im Gehirn und sofort werden dort die sogenannten Glückshormone, die Endorphine, freigesetzt und ausgeschüttet. Und schon werden Sie sich besser und besser und besser fühlen – so einfach ist das.

Zurück zu den »8 Himalaya-Übungen«, die ich Ihnen im folgenden Kapitel zunächst im Einzelnen vorstellen werde. Im Anschluss daran können Sie die Übungsreihe erlernen und abschließend erkläre ich Ihnen noch einige Variationen für Menschen mit eingeschränkter Beweglichkeit – die Übungen im Sitzen.

Die einzelnen Bewegungsabläufe werden ausführlich in einfachen Schritten, erklärenden Worten und Bildern dargestellt, sodass Sie die klar strukturierten Übungseinheiten spielerisch leicht und eigenständig erlernen und anwenden können. Bitte üben Sie den jeweiligen Ablauf so lange, bis Sie nicht mehr nachlesen müssen, sondern der Körper alles sozusagen »auswendig« kann.

Kombinieren Sie langsam, in Ihrem eigenen Tempo, die Übungen von Teil I mit der entsprechenden Atmungsweise: Wann atme ich ein, wann atme ich aus? Auch dies bitte ich Sie so lange zu üben, bis Sie nicht mehr darüber nachzudenken brauchen, sondern der Körper es eigenständig richtig macht. Wichtig dabei ist, dass Sie immer durch die Nase und tief und entspannt in den Bauch ein- und ausatmen!

Sie finden auch – jeweils in kursiver Schrift – einen Vorschlag zum sogenannten geistigen oder mentalen Ablauf der Übungen – Affirmationen, die Sie während der Ausführung »mitdenken« oder hörbar mitsprechen – und auch dies werden Sie nach kurzer Zeit integrieren und so dieses Inner-Balance-System der »8 Himalaya-Übungen« komplett anwenden.

Alle drei Bausteine der einzelnen Übungen – körperliche Ausführung, Atembegleitung und geistig-mentale Affirmation – gehören zusammen und bilden eine Einheit. Erst wenn alle drei gleichzeitig praktiziert werden, kann die jeweilige Übung ihre volle Wirkkraft entfalten.

Und jetzt folgen noch einige wichtige Details zu den drei Elementen.

Körperübungen

Uns allen ist klar, dass Bewegung sehr wichtig ist und oft unbewusst, mehr oder weniger selbstständig abläuft. Ohne Bewegung gäbe es kein Leben. Haben unsere inneren Organe aufgehört sich zu bewegen, schlägt beispielsweise unser Herz nicht mehr, ist der Körper tot – ebenso wenn unsere Atmung aufhört. All das sind lebenswichtige Bewegungen, die wir meist nicht oder nur eingeschränkt unter Kontrolle haben.

Aber auch äußere Bewegungen, die wir willentlich steuern könnten, laufen oft unkontrolliert ab. Beobachten Sie einmal die Menschen um sich herum: Sie werden feststellen, dass diese meist in Bewegung sind – oft völlig unbewusst und automatisch. Sie gestikulieren mit den Armen und Händen, kratzen sich, trommeln mit den Fingern auf den Tisch, verlagern das Gewicht von einem Bein aufs andere, blinzeln, rümpfen die Nase und so weiter und so fort. Es ist wirklich erstaunlich, wie viele unterschiedliche Bewegungsmuster ablaufen, ohne dass wir es merken, ohne dass wir uns dessen bewusst sind. Ob jung oder alt, reich oder arm, Mann oder Frau – wir sind immer in Bewegung. Selbst im Schlaf.

Oft sind diese unbewussten Bewegungen schon in frühester Kindheit entstanden. Wenn sich z.B. unser großer Bruder oder die Schwester, die wir uns zum Vorbild auserkoren haben, vor einer wichtigen Entscheidung immer am rechten Ohr gezupft hat, werden wir dieses Bewegungsmuster vielleicht auch – unbewusst – einfach übernommen haben. Oder eines unserer Idole, sei das nun ein

Fußball- oder Showstar, hob beim Beantworten von Interviewfragen oftmals seine rechte Augenbraue – dann kann es durchaus sein, dass auch wir dieses »Markenzeichen« unbewusst (oder manchmal auch absichtlich) imitierten. Das, was Kinder beeindruckt und ihnen gefällt, übernehmen sie sehr oft in ihr eigenes Repertoire – und viele nutzen dieses auch noch im Erwachsenenalter. Sobald wir uns dieser unbewussten Prägungen aber bewusst werden, können wir sie jederzeit – z.B. jetzt – ändern, sofern wir das möchten.

In anderen Fällen von unbewusster Bewegung ist es aber auch einfach nur ein Zeichen unseres Körpers, dass er überlastet ist. In der heutigen Zeit ist jeder Mensch vielfach gefordert, ob im Berufsleben oder im privaten Bereich, beinahe überall wird Höchstleistung erwartet. Ja selbst in ihrer Freizeit setzen sich viele unter Druck. Das Wort »Stress« ist in aller Munde – vom Kindergarten bis ins Greisenalter. Und unser Körper gleicht diese Anspannung oft durch Bewegungen aus, die sich spontan freisetzen. Er reagiert sich ab. Und wenn ich ihm bewusst kein anderes Ventil verschaffe, kann es sein, dass sein rechtes Bein pausenlos auf- und abwippt, während ich am Schreibtisch sitze und im Internet surfe.

Bewusst gelenkte Körperbewegungen sind ein solches Ventil. Sie sorgen dafür, dass sich alles, was sich im Körper angestaut hat – Stress, Emotionen, Verspannungen usw. – auflösen kann. Durch die Koordination der Bewegungen ist es möglich, die Energien wieder auszugleichen, sie zu verteilen und gegebenenfalls neu zu strukturieren, sodass sich der Körper und auch der Geist entspannen können.

Neben Hatha Yoga, Tai Chi und Qi Gong sind in den vergangenen Jahren immer wieder neue und exotische Formen von Bewegungssystemen entstanden und haben den Markt überschwemmt. Immer mehr, immer besser, immer komplexer und damit auch komplizierter war oft die Devise dieser Trends. Das Ergebnis ist, dass wir schon »alles« kennen und vieles ausprobiert haben. Immer mehr Menschen ist bewusst, dass es guttut, etwas für sich und den Körper zu tun. Und von der Komplexität der neuesten Fitnesstrends sehnen sich viele wieder nach Einfachheit und öffnen sich somit für die Weisheit der Traditionen.

Ich bin überzeugt davon, dass dies auch der Grund dafür ist, dass »Die »8 Himalaya-Übungen« so lange geschlummert haben. Die Zeit musste erst reifen – und jetzt ist es so weit. Viele sind erst jetzt dazu bereit, sich der Einfachheit der Übungen anzuvertrauen. Erst nach vielen Erfahrungen mit komplexen Systemen, die der Vorbereitung dienten, kann man sich auf das Einfache zurückbesinnen.

Details über die Wirkungsweisen der einzelnen Bewegungen – und zwar in Bezug auf Körper, Geist und Seele – finden Sie immer im Anschluss an die detaillierte Beschreibung und die erklärenden Zeichnungen. Eine Thematik, die mich selbst immer wieder mit großer Dankbarkeit erfüllt, denn – so alt diese Übungen auch sind – so groß ist ihr Geschenk! Es ist erstaunlich, wie harmonisch und perfekt dieses System ist. Lassen Sie sich von der Fülle der positiven Auswirkungen überraschen.

Ich habe die »8 Himalaya-Übungen für ein gesundes Leben« leicht und verständlich und speziell für die Bedürfnisse der Menschen im westlichen Kulturkreis gestaltet. Sie werden sehen, welche Bereicherung sie für Ihr Leben sein werden, sofern Sie konzentriert und ausdauernd üben.

Atmung

Der zweite Baustein unserer Übungen ist die Atmung. Haben Sie sich schon einmal über diesen so selbstverständlichen Vorgang Gedanken gemacht? Wann haben Sie denn zuletzt bewusst geatmet? Ich mache Ihnen einen Vorschlag: Tun Sie es jetzt! Atmen Sie jetzt einmal ganz bewusst ein und aus – und beobachten Sie sich dabei. Spüren Sie, wie der Atem in Ihre Nase einströmt, wie er Ihre Lungen füllt und Ihr Körper durch diesen Vorgang bewegt wird? Und wie sich der Atem beim Ausatmen durch die Nase anfühlt? Interessant, finden Sie nicht?

Beim Einatmen führen wir unserem Körper Sauerstoff zu. Dieser wird über die Lungen aufgenommen und dann in den Blutkreislauf transportiert. Durch das Ausatmen hingegen transportieren wir Kohlendioxid, das im Körper entstanden ist, nach außen – deshalb ist es auch so wichtig, immer vollständig auszuatmen, sodass wir genügend Kapazitäten für frischen Sauerstoff frei haben.

Viele Menschen haben es verlernt, vollständig ein- und auszuatmen. Statt dessen atmen sie sehr flach und nutzen nur einen Teil ihres Lungenvolumens – Folge davon sind oft Müdigkeit, schlechte Laune, Abgeschlagenheit und Krankheitsanfälligkeit. Lassen Sie es nicht so weit kommen. Lernen Sie wieder tief und voll zu atmen.

Hier eine kleine Übung dafür:

Setzen Sie sich bequem mit aufrechter Wirbelsäule hin – oder noch besser, legen Sie sich entspannt auf den Rücken. Wenn Sie möchten, dann stellen Sie Ihre Beine auf und legen beide Hände ungefähr in Nabelhöhe auf Ihre Bauchdecke. Atmen Sie nun so, dass sich Ihre Bauchdecke beim Einatmen hebt und beim Ausatmen wieder senkt. Sie werden diese Bewegung mit Ihren Händen spüren, selbst wenn sie noch so klein ist. Achten Sie darauf, dass sich bei Ihrem Atemvorgang nur die Bauchdecke spürbar bewegt – der Brustkorb bleibt dabei ganz entspannt und ruhig. Wenn Sie gelernt haben, bewusst »in den Bauch hinein zu atmen«, beginnen Sie nun tiefer zu atmen. Nehmen Sie beim Einatmen so viel Sauerstoff auf, wie es Ihnen möglich ist. Und atmen Sie dann ganz bewusst und mindestens genauso lange alles aus, was sich in Ihren Lungen befindet. Tief einatmen und vollständig ausatmen. So werden Sie nach und nach Ihre Lungenkapazität spürbar erweitern, Ihren Körper mit wesentlich mehr Sauerstoff versorgen als vorher und auch das Kohlendioxid restlos aus Ihrem Körper eliminieren – es ist natürlich selbstverständlich, dass das nur in der frischen Luft oder einem gut durchlüfteten Raum möglich ist.

Weil sich bei dieser Atmung die Bauchdecke hebt und senkt, nennt man sie auch Bauchatmung, obwohl natürlich in die Lunge geatmet wird. Der mechanische Ablauf ist dabei folgender: Beim Einatmen weitet sich zunächst der Rippenkorb und die Luft strömt in die Lunge. Gleichzeitig wird das Zwerchfell nach unten gedrückt und wölbt sich wie eine Kuppel in den Bauchraum – in dieser Kuppel liegen die Bauchorgane. Bei entspannter Bauchdecke können diese beim Einatmen nach unten und vorne wegsacken, weshalb sich der Bauch nach vorne wölbt (= Bauchatmung). Bei dieser Atemweise kann sich die Lunge beim Einatmen vollständig mit Luft füllen, und beim Ausatmen, wenn sich das Zwerchfell entspannt, strömt die Luft kontrolliert und gleichmäßig wieder aus der Lunge heraus. Bewusst können wir diese Atmung mit unserer Bauchmuskulatur unterstützen.

Für Menschen, die unter Nervosität, Stress und Angst leiden, ist es besonders wichtig, die Bauchatmung zu erlernen, da diese dem ganzen Körper und insbesondere Herz, Gehirn und Muskeln eine ausreichende Menge an Sauerstoff zuführt und sich dadurch Stresssymptome, wie Müdigkeit, Konzentrationsschwäche und Schlafstörungen, von selbst verbessern und auflösen. Auch Verdauungsbeschwerden werden durch eine konsequente Bauchatmung gelindert, da das rhythmische Absinken des Zwerchfells beim Atmen sanft und konstant die im Bauchraum gelegenen Organe massiert.

Wenn ich bei den »8 Himalaya-Übungen« von Atmung spreche, meine ich *immer* die Bauchatmung, also ist es von Vorteil, wenn Sie vorab die oben dargestellte Atemübung immer wieder praktizieren – so wird die Bauchatmung zur Selbstverständlichkeit in jeder Lebenslage und Situation des Alltags. Es ist auch wichtig, dass Sie immer durch die Nase atmen. Dadurch wird nämlich beim Einatmen zum einen die Luft, die in uns einströmt, durch die vielen kleinen Haargefäße gereinigt und zum anderen auch angewärmt und auf eine dem Körper angemessene und verträgliche Temperatur gebracht, was für unseren Körper durchaus ein Vorteil ist.

Bei den acht Übungen praktizieren wir zwei unterschiedliche Atemweisen:

▌ einmal die gelenkte Atmung bei den ersten vier Übungen

▌ und bei den zweiten vier Übungen die freie Atmung.

Atemlenkung bedeutet, dass ich eine bestimmte Bewegung entweder mit dem Einatmen oder dem Ausatmen begleite, das heißt der Atem unterstützt die Bewegung. Freie Atmung bedeutet, dass ich dem Atem freien Lauf lasse, egal ob er langsam oder schnell gehen möchte, ich gebe mich ganz diesem freien Fluss des Atems hin.

Mantra/Affirmationen

Aus der yogischen Tradition ist bekannt, dass zu Beginn der Meditation und mancher Körperübungen Mantras eingesetzt werden oder diese auch Übungen begleiten. Ein Mantra ist eine formelhafte, oft kurze Wortfolge, die rezitiert wird, um mentale und spirituelle Energien freizusetzen. Manchmal besteht ein Mantra auch nur aus einem Wort. Dieser Wortlaut mit innerer Bedeutung kann zu einem tieferen Bewusstsein führen und dient der Transformation des Praktizierenden. Das wohl bekannteste Ein-Wort-Mantra ist OM, manchmal auch AUM geschrieben, das als kosmischer Urlaut alle anderen Mantras in sich enthält. Und wie OM werden auch die meisten anderen Mantras in ihrer Ursprungssprache, dem Sanskrit, verwendet.

Da wir westlich orientierten Menschen aber in den seltensten Fällen um die richtige Aussprache und Bedeutung dieser Sanskrit-Mantras wissen und diese uns oft fremd erscheinen, habe ich nun für die »8 Himalaya-Übungen« anstelle von Mantras Affirmationen eingefügt, die einem ähnlichen Ziel dienen. Eine Affirmation ist ein meist kurzer selbstbejahender Satz, um Gedanken, Verhalten und Gefühle dauerhaft umzuprogrammieren. Affirmationen haben eine große Kraft und basieren auf folgenden drei Prinzipien:

1. Unsere äußere Realität, so wie wir sie wahrnehmen, ist eine Spiegelung unserer inneren Realität (Gedanken und Einstellungen).

2. Die Veränderung unserer Gedanken verändert unsere Realität.

Und 3. Unsere Gedanken manifestieren sich durch das Wort (geschrieben oder gesprochen).

In Verbindung mit Körperübungen verstärkt sich die Wirkung von Affirmationen noch weiter, da dadurch neben der mentalen auch die physische Ebene mit einbezogen wird.

Die den Übungen beigefügten Affirmationen sind Vorschläge meinerseits. Für den Fall, dass sie Ihnen nicht zusagen und Sie ein anderes Ziel verfolgen, dann bitte ich Sie, dass Sie Ihre eigenen Affirmationen kreieren. Wählen Sie die Aussagen, zu denen Sie innerlich Ja sagen können. Formulieren Sie neue Affirmationen, seien Sie kreativ und haben Sie den Mut, das für Sie richtige Programm umzusetzen! Ich bin sicher, dass Sie dabei viel Freude haben werden. So sind Sie frei, immer wieder – je nach Lebenslage und Situation, in der Sie sich gerade befinden – neue Affirmationen zu den einzelnen Übungen zu finden. Denken Sie aber daran, dass Sie ungefähr 30 Tage brauchen,

manchmal auch mehr, bis Sie eine Affirmation verinner-
licht haben. Auch hier gilt: Übung macht den Meister!

Für den Fall, dass Ihnen Affirmationen zu lange erscheinen, dann probieren Sie es doch einmal mit deut-
schen Ein-Wort-Mantras. Hier einige Vorschläge:

Harmonie

Geduld

Energie

Kraft

Mut

Frieden

Klarheit

Entscheidungskraft

Gesundheit

Freude

Leben

Glück

Erfolg

Begleiten Sie die Übungen einfach nur mit einem Wort –
Sie werden überrascht sein, welch intensive Wirkung diese
Kombination hat!

Und nun wünsche ich Ihnen viel Freude beim Erlernen, Erfahren und Einüben!

Praxisteil

Eine Empfehlung zu Beginn

Vertrauen Sie auf Ihr eigenes individuelles Körperempfinden und Ihre Befindlichkeiten.

Lernen Sie sich kennen und tun Sie nichts, was Sie nicht möchten.

Sie können die Übungen langsam und meditativ oder schnell und dynamisch durchführen. Lassen Sie sich beim Trainieren Zeit, überfordern Sie sich nicht, sondern üben Sie konzentriert und geduldig mit sich selbst – Sie werden sehen, dann haben Sie den größten Erfolg!

Die kurzen vorbereitenden Empfehlungen beruhen auf meiner persönlichen Erfahrung. Sie können ihnen folgen, müssen es aber nicht. Alles kann, nichts muss geschehen! Glauben Sie mir, es ist einfach wunderbar, dem eigenen Körper, dem Leben und dem Sein zu vertrauen.

Lassen Sie uns jetzt also beginnen mit den »8 Himalaya-Übungen für ein gesundes Leben«. Was Sie dafür benötigen? Nichts, außer dem Willen, es zu tun. Sie können diese Übungen wirklich überall praktizieren, denn sie werden durchgängig im Stehen ausgeführt, das heißt Sie benötigen keine spezielle Kleidung (allerdings empfehle ich Ihnen, dass diese bequem ist), keine Geräte und auch keine Matte oder Ähnliches, um sich auf den Boden zu legen.

Das Einzige, was ich Ihnen vorschlage, ist, dass Sie für genügend frischen Sauerstoff sorgen – lüften Sie also den Raum gut, in dem Sie üben, oder gehen Sie nach draußen, wenn Sie die Gelegenheit dazu haben. In China ist es gang und gäbe, im Freien Körperübungen zu praktizieren und auch die Yogis im Himalaya üben natürlicherweise draußen an der frischen Luft – ein schönes Ritual, das auch bei uns immer mehr Anhänger findet. Wenn Sie es aber vorziehen, in einem Raum zu praktizieren, dann machen Sie vorher die Fenster auf, damit Sie Ihre Lungen mit frischem Sauerstoff versorgen können.

Auch ist es angebracht, die Übungen nicht sofort nach einer üppigen Mahlzeit durchzuführen – wenn es Ihnen möglich ist, warten Sie bitte mindestens zwei Stunden, dann ist der Magen fast leer und sie können unbeschwert mit den Bewegungen starten. Sollten Sie aber in der einen oder anderen Situation das Gefühl haben, dass Sie *jetzt* sofort eine der Übungen machen müssen, dann lassen Sie sich nicht davon abhalten – egal wie leer oder voll Ihr Magen gerade ist.

Den Körper vorbereiten

Wie bei allen anderen körperlichen Übungssystemen ist es auch bei den »8 Himalaya-Übungen« vorteilhaft, den Körper aufzuwärmen, bevor Sie mit den eigentlichen Bewegungen beginnen.

Dafür gibt es eine Reihe von Möglichkeiten – und es ist ganz Ihnen überlassen, was Sie bevorzugen. Seien Sie sicher, Sie bzw. Ihr Körper weiß ganz genau, was ihm guttut!

Hier sind ein paar Beispiele und Anregungen: Wenn Sie im Besitz eines Ausdauergerätes sind, wie z. B. eines Trampolins, einer Flexi-Bar, eines Hometrainers, Steppers,

Cross-Trainers etc., dann nutzen Sie dieses, sofern es Ihnen Freude bereitet.

Wenn nicht, dann können Sie auch ganz einfach Folgendes tun: Machen Sie 100 bis 200 (oder mehr) kräftige und schnelle Schritte auf der Stelle. Nehmen Sie dabei Ihre Knie ganz weit hoch und bewegen Sie auch Ihre Arme kräftig und dynamisch mit. Sie werden sehen, dies ist eine effektive und ganz einfache Möglichkeit, den Körper zu erwärmen und in Schwung zu bringen – und Sie benötigen dafür keine teuren Gerätschaften und auch nur ganz wenig Platz. Zudem können Sie – indem Sie die Anzahl der Schritte laufend erhöhen – Ihre Ausdauer zielgerichtet trainieren und steigern. Und wenn Sie über ein wenig Fantasie verfügen, dann stellen Sie sich doch einfach dabei vor, wie Sie Ihre Schritte in einer herrlichen Landschaft – vielleicht sogar im Hohen Himalaya – praktizieren!

Allgemeine Wirkungen der »8 Himalaya-Übungen für ein gesundes Leben«

Die acht Übungen sind ein ganzheitliches und verjüngendes Programm, sofern Sie sie ausdauernd und regelmäßig praktizieren. Wie bei allen anderen Körperübungen sind Kontinuität und Disziplin wesentliche Faktoren für den Erfolg. Bleiben Sie also dran, lächeln Sie über den »inneren Schweinehund« und freuen Sie sich auf Ihren persönlichen Gewinn, denn den werden Sie bestimmt haben.

Am besten Sie schließen jetzt gleich einen Vertrag mit sich selbst: Reservieren Sie täglich oder in einem bestimmten, für Sie machbaren Rhythmus, 10 bis 15 Minuten Zeit für die Übungen. Schreiben Sie diese festen Zeiten in Ihren Terminkalender und treffen Sie eine Vereinbarung mit sich, dass Sie zu diesen Zeiten keinerlei Störungen zulassen. Machen Sie sich bewusst: Es sind wichtige Meetings für Sie, Meetings mit Ihrem Selbst. Natürlich können Sie die Übungen auch immer dann einsetzen, wenn Sie Lust darauf haben.

Wenn Sie mit den »8 Himalaya-Übungen« beginnen, werden Sie innerhalb sehr kurzer Zeit spüren, dass Sie sich körperlich besser fühlen – und je länger Sie üben, umso mehr werden Sie den großartigen Effekt spüren, den die Übungen auf mentaler Ebene haben.

Hier eine allgemeine Liste von wichtigen Wirkungen der »8 Himalaya-Übungen«:

- Stärkung und Kräftigung der gesamten Muskulatur
- Verbesserung und Intensivierung der Atmung
- Aktivierung der Stoffwechselfunktionen
- Anregung der Durchblutung
- Verbesserung der Körperhaltung
- Lösen von Schlacken und Verkrustungen
- Stärkung des Immunsystems
- Aktivierung der Energiebahnen Ihres Körpers
- Entspannung, Ruhe, Gelassenheit
- Ausgleich von rechter und linker Gehirnhälfte
- Auflösung von körperlichem und emotionalem Stress
- Schulung der Konzentrationsfähigkeit
- Steigerung von Vitalität und Wohlbefinden
- Aktivierung und Ausgleich von individuellen Energien
- Verbesserung der Aufnahme und Verteilung von Lebensenergie

- Ausdehnung des individuellen Energiereservoirs
- Stärkung der geistigen Klarheit
- Stabilisierung der Mitte
- Förderung der persönlichen Herzensenergie
  Und durch all diese Faktoren:
- Steigerung der Lebensfreude und der inneren Kraft!

Die »8 Himalaya-Übungen« Teil I: Zuhause in meinem inneren Raum

Die ersten vier Übungen sind ganz klar strukturiert, sie folgen einem bestimmten festgelegten Ablauf und sind mit einer harmonischen und tiefen Ein- und Ausatmung kombiniert – bitte achten Sie auf eine entspannte Bauchatmung und schenken Sie sich ein Lächeln beim Üben. Ergänzend sind die geistig-mentalen Affirmationen in kursiver Schrift aufgeführt, diese können Sie einbauen, sobald Sie den Bewegungs- und Atem-Ablauf, ohne nachzulesen, ausführen können. Verbinden Sie die Affirmation mit der Atmung. Üben Sie alles Schritt für Schritt, in Ihrem eigenen Rhythmus, ein – so lange, bis der Ablauf automatisch erfolgt und Sie nicht mehr darüber nachdenken müssen.

1. Übung: Im Herzen zentriert

Nehmen Sie zunächst bitte die Grundstellung ein und stellen Sie sich entspannt aufrecht hin.

Grundstellung bedeutet: Die Füße stehen parallel nebeneinander, das Gewicht ist gleichmäßig auf beide Fußsohlen verteilt, die Knie sind ganz leicht gebeugt – also nicht durchgestreckt – und das Becken ist in einer aufrechten Position. Das heißt, es ist nicht nach vorne gekippt wie bei einer sogenannten Hohlkreuzposition, sondern ein wenig nach innen gezogen.

Richten Sie Ihre Wirbelsäule bewusst auf, vom Steißbein bis hoch zur Halswirbelsäule, die Schultern hängen entspannt nach unten, ebenso Ihre Arme, Hände und Finger. Auch Ihr Kopf ist in einer aufrechten Position, legen Sie ihn nicht nach hinten, sondern stellen Sie sich vor, dass Sie wie eine Marionette am obersten Scheitelpunkt Ihres Kopfes an einem Faden hängen, sodass sich das Kinn in Richtung Brustbein bewegt. Dieser »Himmelsfaden« hält Ihren Körper ganz leicht und entspannt aufrecht. Blicken Sie geradeaus und fokussieren Sie eventuell einen festen Punkt an der Wand oder in der Natur, wenn Sie im Freien üben. Beobachten Sie sich selbst einen Moment in dieser Position der Grundstellung – im Idealzustand verspüren Sie keinerlei Spannung in sich und auch Ihre Gedanken entspannen sich. Freuen Sie sich darüber und schenken Sie sich ein Lächeln.

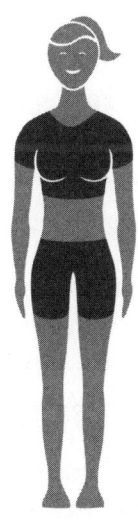

Fühlt sich Ihr Körper in der Grundstellung wohl, dann nehmen Sie für die folgende Übung Ihre Beine so weit zusammen, dass sich die Innenkanten Ihrer Füße berühren. Ist das für Sie nicht möglich, dann nehmen Sie die Beine einfach so weit zusammen, wie es geht. Wichtig ist, dass Sie in jedem Fall fest und sicher auf der Erde stehen. Bleiben Sie weiter entspannt aufrecht.

Ausführung der 1. Übung
① Drehen Sie bitte Ihre Handflächen nach vorne und atmen Sie dabei ruhig durch die Nase aus.

Ich bin bereit.

② Atmen Sie durch die Nase ein und machen Sie gleichzeitig folgende Bewegung: Führen Sie Ihre Arme entspannt in einem großen Bogen seitlich nach oben. Dabei bewegen sich die Handflächen harmonisch zueinander, bis sie sich über dem Kopf wie zum Gebet berühren.

Ich öffne mich und sammle meine Energie.

③ Dann führen Sie die Hände sehr nah am Körper von oben nach unten bis auf Herzenshöhe – atmen Sie gleichzeitig durch die Nase aus. Die Schultern hängen entspannt nach unten, das Kinn bewegt sich sanft in Richtung Brustbein. Bei dieser Abwärtsbewegung senkt sich der Kopf ein wenig und die Daumen können sanft am Körper entlang streichen – von der Mitte der Stirn über die Nase, den Mund, den Hals bis zum Herzen. Dort verweilen Sie einen Moment in einer Art Gebetshaltung, die Daumen berühren die Brustmitte mit sanftem Druck.

Sanft und behutsam, wohlwollend und
zart zentriere ich mich in meinem Herzen.
Oder einfach: *Ich zentriere mich in meinem Herzen.*

④ Atmen Sie einmal ein und lassen Sie mit der nächsten Ausatmung die Arme langsam nach unten sinken. Stehen Sie wie am Anfang, in der Grundstellung mit geschlossenen Beinen, entspannt und aufrecht da. Atmen Sie ruhig und gelassen in Ihrem Rhythmus weiter.

Ich bin entspannt und gelassen, klar und zentriert.
Mir kann nichts passieren.

Wiederholen Sie den Übungsablauf bitte achtmal.

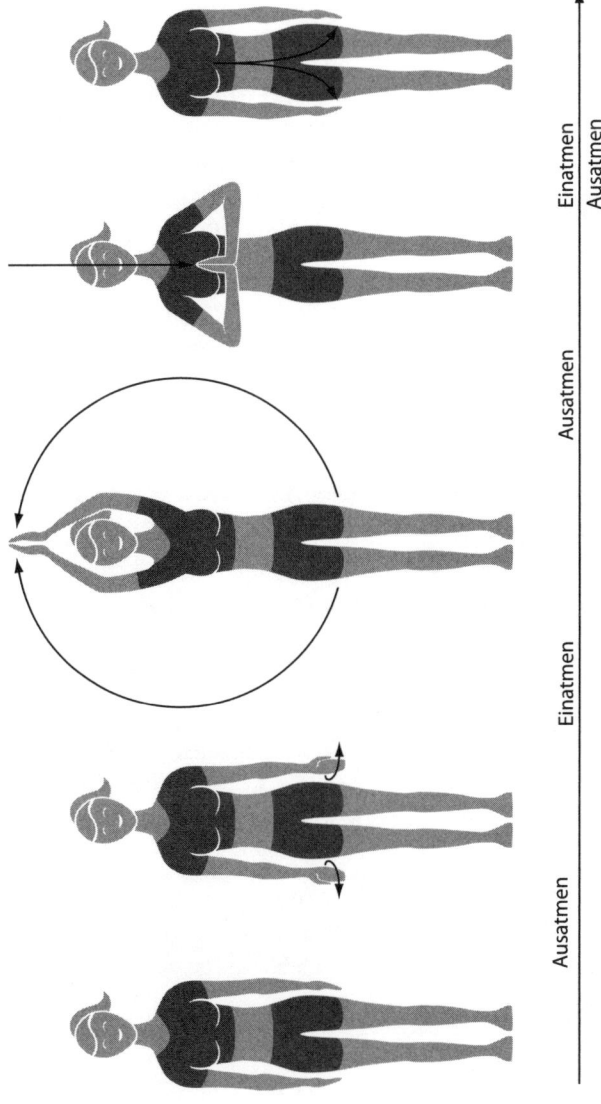

Einatmen

Ausatmen

Ausatmen

Einatmen

Ausatmen

Wirkung

Wie Sie selbst innerhalb kürzester Zeit feststellen werden, ist diese Übung bestens dazu geeignet, sich zu konzentrieren und zu entspannen.

Sie bauen Stress ab, unterstützen Ihre Atmung und dehnen Ihre Muskulatur.

Das heißt, die Übung ist optimal für alle Lebenssituationen geeignet, in denen Sie Ruhe bewahren möchten und die geistige und mentale Fitness erfordern – denken Sie beispielsweise an Prüfungssituationen, klärende Gespräche, Verhandlungen, den Großeinkauf im Supermarkt, die Heimfahrt während der Rushhour und was es sonst noch für nette Herausforderungen in unseren Lebensspielen gibt.

Mit dieser 1. Übung des Himalaya-Zyklus sind Sie für alles gewappnet und Sie werden unmittelbar spüren, wie wohltuend sie wirkt.

Der Grund für dieses Zusammenspiel von Zentrierung, Konzentration und Entspannung ist, dass Sie einerseits durch die bewusste Atemführung und Kombination mit der Bewegung ausgleichend auf das vegetative Nervensystem Ihres Körpers einwirken und andererseits durch die mentale Ausrichtung über die Affirmationen Ihren Geist und Verstand zur Ruhe bringen.

2. Übung: Erde und Himmel in mir vereint

Bitte nehmen Sie wieder die Grundstellung ein (siehe S. 58). Fühlt sich Ihr Körper in der Grundstellung wohl, dann nehmen Sie für die folgende Übung Ihre Beine so weit zusammen, dass sich die Innenkanten Ihrer Füße berühren – ist das für Sie nicht möglich, dann nehmen Sie die Beine einfach so weit zusammen, wie es geht. Wichtig ist, dass Sie in jedem Fall fest und sicher auf der Erde stehen! Bleiben Sie weiter entspannt aufrecht.

Ausführung der 2. Übung:

① Atmen Sie aus und falten Sie dabei Ihre Hände auf Herzenshöhe wie zum Gebet. Geben Sie einen sanften Druck auf die Handflächen, die Schultern sind dabei ganz entspannt, die Ellbogen sind zur Seite gestreckt.

Ich bin ganz in mir zentriert.

② Sie lösen diese Stellung auf, indem Sie die Daumen ein Stück vom Körper weg bewegen. Öffnen Sie Ihre Hände, indem Sie die Handflächen nach vorne drehen, und sich die Daumen aber immer noch berühren, gleichzeitig senken Sie die Ellbogen ab. Strecken Sie nun mit dieser Handhaltung die Arme ganz nach vorne durch – die Fingerspitzen zeigen nach oben. Atmen Sie bei dieser Vorwärtsbewegung der Arme durch die Nase ein.

Ich teile meine Herzens-Energie mit allem, was ist.

③ Während Sie nun durch die Nase ausatmen, beugen Sie die Knie und neigen sich nach unten, bis der Oberkörper auf den Oberschenkeln liegt – gleichzeitig führen Sie dabei die Arme in einem weiten Bogen nach unten und hinter den Körper – soweit es Ihnen möglich ist. Das Kinn liegt am Brustbein, die Handflächen zeigen nun hinter dem Körper nach oben.

Ich verneige mich und danke der Erde für die Kraft,
die sie mir schenkt.

④ Mit der Einatmung führen Sie diese dynamische Bewegung in die andere Richtung durch, das heißt die Arme schwingen nach unten und weiter nach vorne (die Handgelenke sind wieder angewinkelt, sodass die Handflächen nach vorne zeigen), der Körper richtet sich auf, und nun führen Sie den Bogen der Arme weiter fort nach oben – der Blick der Augen folgt den Händen –, bis sie über Ihrem Kopf angekommen sind. Strecken Sie nun bewusst die Arme durch, die Handflächen drücken nach oben, Ihr ganzer Körper ist gestreckt und Sie verharren einen kleinen Moment in dieser Position. Achten Sie darauf, dass Sie trotz der Streckung kein Hohlkreuz machen, sondern die Grundstellung beibehalten.

Ich dehne mich dem Universum entgegen
und empfange seine Kraft.

⑤ Und dann lösen Sie mit der Ausatmung, die wie immer durch die Nase erfolgt, die Haltung ganz entspannt auf, indem die Arme seitlich nach unten neben den Körper sinken und dort locker hängen. Stehen Sie entspannt und auf-

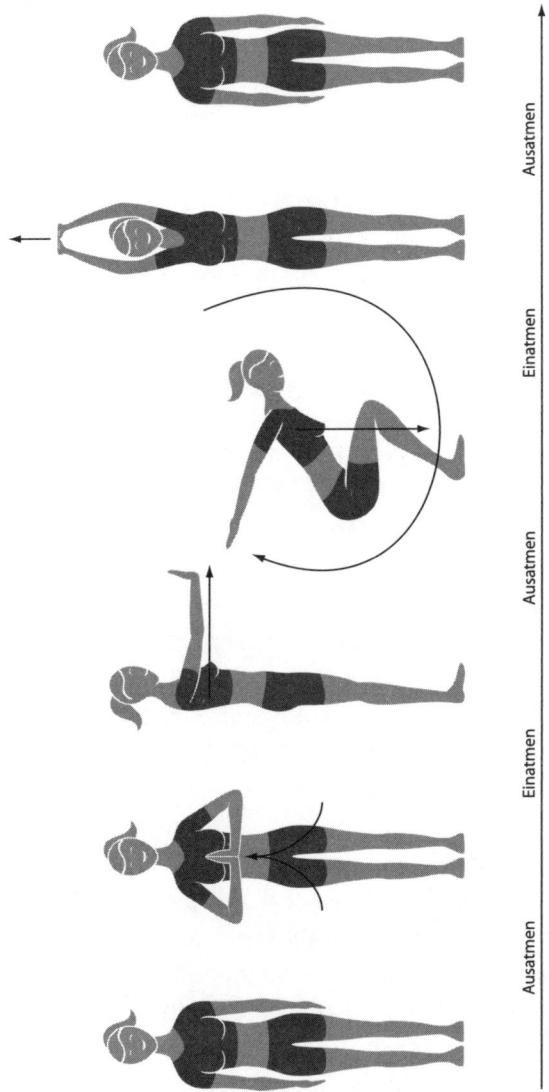

Ausatmen   Einatmen   Ausatmen   Einatmen   Ausatmen

65

recht in der Grundstellung mit geschlossenen Beinen und atmen Sie ruhig und gelassen in Ihrem Rhythmus. *Die Kräfte des Himmels und der Erde wirken vital und ausgleichend durch mich.*

Wichtig ist, dass Sie während der ganzen Abfolge mit den Fußsohlen auf dem Boden stehen – also bitte nicht auf die Zehenspitzen stellen.

Wiederholen Sie den Übungsablauf bitte achtmal.

Wirkung:

Diese Bewegungsabfolge ist bestens dafür geeignet, wenn Ihr Akku einmal leer ist, denn sie schenkt Ihnen innerhalb kürzester Zeit Power, Dynamik, Energie und Kraft für neue Taten.

Praktizieren Sie diese 2. Himalaya-Übung beispielsweise nach anstrengenden Fahrten, ermüdenden sitzenden Tätigkeiten (z.B. am PC), vor oder nach Besprechungen, Meetings, Elternabenden oder ähnlich intensiven Gesprächen. Generell immer dann, wenn Sie sich ausgepowert fühlen und neue Kraft und Energie brauchen.

Durch die Kompression Ihres gesamten Körpers beim Zusammenkauern und der anschließenden kräftigen Dehnung und Streckung in Kombination mit der kraftvollen Atmung wird die Lunge gut durchlüftet und die Durchblutung angeregt, was zu einer verbesserten Sauerstoffzufuhr – auch im Gehirn – führt und dadurch die Konzentrationsfähigkeit steigert. Ebenfalls werden die Fuß-, Knie-, Hüft-, Hand- und Schultergelenke mobilisiert und der Stoffwechsel wird angekurbelt. Gewebe und Haut werden gestrafft und Schlackenstoffe leichter abtransportiert.

3. Übung: In Harmonie mit dem Selbst

Bitte nehmen wieder Sie die Grundstellung ein (siehe S. 58). Fühlt sich Ihr Körper in der Grundstellung wohl, dann nehmen Sie für die folgende Übung Ihre Beine so weit zusammen, dass sich die Innenkanten Ihrer Füße berühren – ist das für Sie nicht möglich, dann nehmen Sie die Beine einfach so weit zusammen, wie es geht. Wichtig ist, dass Sie in jedem Fall fest und sicher auf der Erde stehen! Bleiben Sie weiter entspannt aufrecht.

Ausführung der 3. Übung

① Einatmend überkreuzen Sie nun Ihre Beine, das heißt, das linke Bein bleibt an seinem Platz stehen und das rechte Bein überkreuzt es vorne, sodass nun die Außenkanten der Füße (leicht versetzt) nebeneinanderstehen. Auch jetzt gilt wieder: so nah wie möglich – wichtig ist, dass Sie das Gleichgewicht behalten und während der ganzen Übung fest und sicher auf beiden Füßen stehen. Gleichzeitig mit dieser Überkreuzbewegung und der Einatmung strecken Sie beide Arme zur Seite und beugen die beiden Handgelenke so, dass beide Handflächen nach außen und die Fingerspitzen nach oben zeigen. Die Schultern sind dabei ganz locker.

Aufrecht und stark bin ich in Kontakt mit allem Sein.

② Ihr Körper steht nun in dieser Position entspannt aufrecht und Sie drehen den Oberkörper zusammen mit den ausgestreckten Armen langsam nach rechts hinten. Auch der Kopf dreht sich nach rechts, und Sie blicken auf die Fingerspitzen Ihrer rechten Hand. Gleichzeitig mit der Drehbewegung atmen Sie durch die Nase aus.

Ich bin flexibel und nehme mich bewusst wahr.

③ Beim Einatmen drehen Sie den Oberkörper und Kopf zurück in die Mitte. Die Arme bleiben weiterhin zu den Seiten gestreckt, die Fingerspitzen zeigen nach oben.

Ich bin in vollkommener Balance.

④ Ausatmend drehen Sie sich harmonisch weiter zur linken Seite – auch Ihr Kopf macht eine Drehbewegung nach links und Ihre Augen begleiten sie, bis Sie die Fingerspitzen Ihrer linken Hand sehen.

Ich bin flexibel und nehme mich bewusst wahr.

⑤ Nun kehren Sie wieder in die Ausgangsstellung zurück, das heißt Sie drehen den Oberkörper zur Mitte und atmen dabei durch die Nase ein.

Ich bin in vollkommener Balance.

⑥ Ausatmend lösen Sie die Stellung auf, indem Sie die Arme entspannt sinken lassen und gleichzeitig den rechten Fuß eng neben den linken stellen. Atmen Sie entspannt in Ihrem Rhythmus weiter und bereiten Sie sich darauf vor, den ganzen Ablauf noch einmal zur anderen Seite zu wiederholen.

Gelassen und entspannt fühle ich mein Sein.

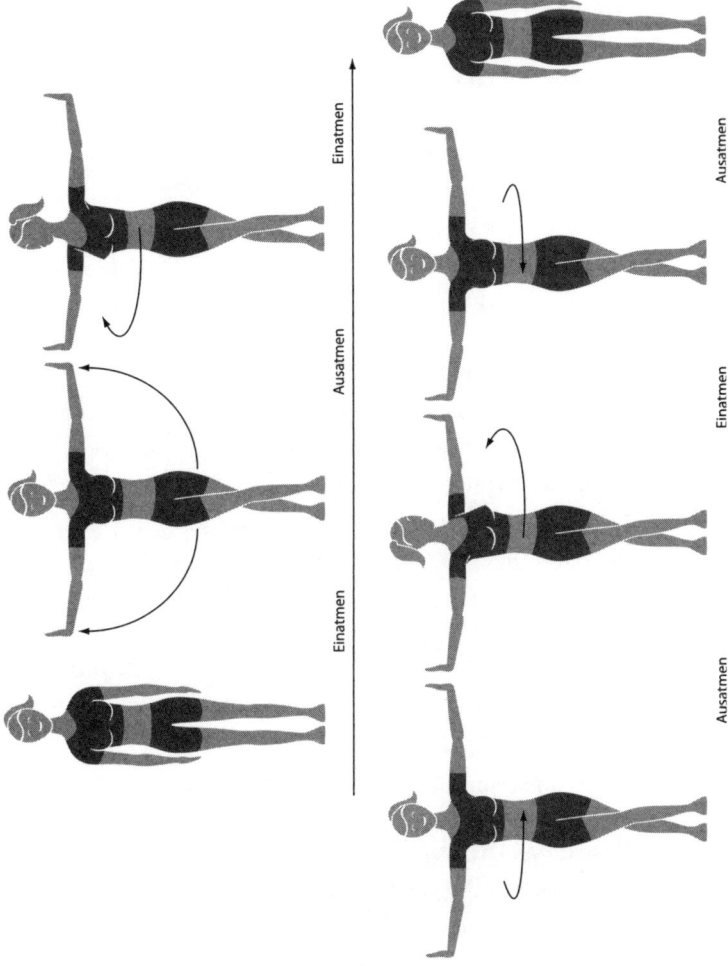

Einatmen

Ausatmen

Ausatmen

Einatmen

Einatmen

Einatmen

Ausatmen

Ausatmen

69

(7) Einatmend überkreuzen Sie nun Ihre Beine andersherum, das heißt das rechte Bein bleibt an seinem Platz stehen und das linke Bein überkreuzt es vorne, sodass nun die Außenkanten der Füße (leicht versetzt) nebeneinanderstehen. Auch jetzt gilt wieder: so nah wie möglich. Wichtig ist, dass Sie das Gleichgewicht behalten und während der ganzen Übung fest und sicher auf beiden Füßen stehen. Gleichzeitig mit dieser Überkreuzbewegung und der Einatmung strecken Sie beide Arme zur Seite und beugen die beiden Handgelenke so, dass beide Handflächen nach außen und die Fingerspitzen nach oben zeigen. Die Schultern sind dabei ganz locker.

Aufrecht und stark bin ich in Kontakt mit allem Sein.

(8) Ihr Körper steht nun in dieser Position entspannt aufrecht und Sie drehen den Oberkörper zusammen mit den ausgestreckten Armen langsam nach links hinten. Auch der Kopf dreht sich nach links, und Sie blicken auf die Fingerspitzen Ihrer linken Hand. Gleichzeitig mit der Drehbewegung atmen Sie durch die Nase aus.

Ich bin flexibel und nehme mich bewusst wahr.

(9) Beim Einatmen drehen Sie den Oberkörper und Kopf zurück in die Mitte. Die Arme bleiben weiterhin zu den Seiten ausgestreckt, die Fingerspitzen zeigen nach oben.

Ich bin in vollkommener Balance.

(10) Ausatmend drehen Sie sich harmonisch weiter zur rechten Seite – auch Ihr Kopf macht eine Drehbewegung nach rechts und Ihre Augen begleiten Ihre Arme, bis Sie die Fingerspitzen Ihrer rechten Hand sehen.

Ich bin flexibel und nehme mich bewusst wahr.

(11) Nun kehren Sie wieder in die Ausgangsstellung zurück, das heißt Sie drehen den Oberkörper zur Mitte und atmen dabei durch die Nase ein.
Ich bin in vollkommener Balance.

(12) Ausatmend lösen Sie die Stellung auf, indem Sie die Arme entspannt sinken lassen und gleichzeitig den rechten Fuß wieder eng neben den linken stellen. Atmen Sie entspannt in Ihrem Rhythmus.
Gelassen und entspannt fühle ich mein Sein.

Wiederholen Sie den ganzen Ablauf bitte insgesamt viermal.

Wirkung
Eine wunderbare Übungsfolge, die Sie dabei unterstützen wird, Ihre Balance zu behalten, ausdauernd zu sein und Ihre Ausstrahlung zu steigern – sowohl körperlich als auch mental.

Dadurch, dass während des gesamten Ablaufs die Arme zur Seite ausgestreckt bleiben und die Fingerspitzen dabei nach oben zeigen, wird die Armmuskulatur extrem gestärkt. Ich gebe es gerne zu, dass dies am Anfang ein bisschen anstrengend sein kann, aber das Durchhalten lohnt sich! Es ist bestimmt gut, einmal an seine Grenzen zu gehen und diese zu erweitern.

Praktizieren Sie diese Übung immer dann, wenn Sie das Gefühl haben, dass Sie Ihren Horizont erweitern, Selbstzweifel überwinden und Selbstbewusstsein stärken möchten. Sie wird Sie bei allen Tätigkeiten unterstützen, in denen Sie »am Ball bleiben« müssen, zum Beispiel bei Präsentationen, Verkaufsgesprächen und anderer Überzeugungs»arbeit« wie bei der Hausaufgabenbetreuung und Kindererziehung.

Durch die Drehung nach rechts und links hinten, erlauben Sie sich von einer starren Vorwärtsbewegung auch einmal nach hinten zu schauen, dadurch sprengen Sie Grenzen und erfahren neue Dimensionen. Sie blicken zurück und erkennen das, was Ihnen den Rücken stärkt.

Die Mobilität und Flexibilität der Wirbelsäule wird erhöht, und Spannungen und Blockaden können sich lösen. Die Überkreuzstellung Ihrer Beine kräftigt die Sexualenergie und damit auch Ihre positive Ausstrahlung. Außerdem gleicht der Wechsel von rechts und links beide Gehirnhälften aus.

4. Übung: Stark und weit

KREATIVITÄT, SENSIBILITÄT & FLEXIBILITÄT

Bitte nehmen Sie wieder die Grundstellung ein (siehe S. 58). Fühlt sich Ihr Körper in der Grundstellung wohl, dann nehmen Sie für die folgende Übung Ihre Beine so weit zusammen, dass sich die Innenkanten Ihrer Füße berühren – ist das für Sie nicht möglich, dann nehmen Sie die Beine einfach so weit zusammen, wie es geht. Wichtig ist, dass Sie in jedem Fall fest und sicher auf der Erde stehen! Bleiben Sie weiter entspannt aufrecht.

Ausführung der 4. Übung

① Einatmend grätschen Sie Ihre Beine. Dabei bleibt der linke Fuß an seinem Platz stehen, den rechten Fuß stellen Sie so weit seitlich nach außen, dass Sie einen sicheren Stand haben, den Sie mühelos eine Weile beibehalten können – die Fußspitzen zeigen nach vorne. Gleichzeitig mit dem Grätschschritt strecken Sie die Arme und Hände in einer Linie zur Seite, die Handflächen zeigen nach unten.

Kraftvoll nehme ich meinen Raum ein.

② Beim Ausatmen neigen Sie nun den Oberkörper langsam zur rechten Seite, so weit es Ihnen möglich ist. Achten Sie darauf, dass Sie Arme und Schultern in einer Linie mitbewegen und nicht einknicken – der Oberkörper und der Bauch »schauen« nach vorne und nicht nach unten. Während dieser Beugebewegung wandert der rechte Arm nach unten zur Außenseite Ihres rechten Beines und der linke Arm wird nach oben oder (wenn Sie schon etwas Übung haben) weiter zur rechten Seite gestreckt, je nachdem, wie weit Ihre Dehnung geht, sodass der Oberarm am linken Ohr anliegt.

Leicht und frei genieße ich meinen Körper.

③ Richten Sie nun den Oberkörper wieder fließend auf, die Arme sind rechts und links zur Seite gestreckt, die Handflächen weisen nach unten. Atmen Sie dabei durch die Nase ein.

Weit, klar und stark erkenne ich mein wahres Selbst.

④ Beim Ausatmen neigen Sie nun den Oberkörper langsam zur linken Seite, so weit es Ihnen möglich ist. Achten Sie darauf, dass Sie Arme und Schultern in einer Linie mitbewegen und nicht einknicken – der Oberkörper und der Bauch »schauen« nach vorne und nicht nach unten. Während dieser Beugebewegung wandert der linke Arm nach unten zur Außenseite Ihres linken Beines und der rechte Arm wird nach oben oder weiter zur linken Seite gestreckt, je nachdem, wie weit Ihre Dehnung geht, sodass der Oberarm am rechten Ohr anliegt.

Leicht und frei genieße ich meinen Körper.

⑤ Richten Sie nun den Oberkörper wieder auf, die Arme sind rechts und links zur Seite gestreckt. Atmen Sie dabei durch die Nase ein.

Weit, klar und stark erkenne ich mein wahres Selbst.

⑥ Lösen Sie die Stellung auf, indem Sie durch die Nase ausatmen und gleichzeitig die Beine schließen, das heißt eng nebeneinanderstellen und die Arme entspannt nach unten hängen lassen. Atmen Sie in Ihrem Rhythmus weiter. Bereiten Sie sich mental darauf vor, den Ablauf zur anderen Seite zu wiederholen.

Ich bin dankbar für mein Leben, denn ich weiß, es ist ein Geschenk der Quelle.

⑦ Einatmend grätschen Sie Ihre Beine. Dabei bleibt der rechte Fuß an seinem Platz stehen, den linken Fuß stellen Sie so weit seitlich nach außen, dass Sie einen sicheren Stand haben, den Sie mühelos eine Weile beibehalten kön-

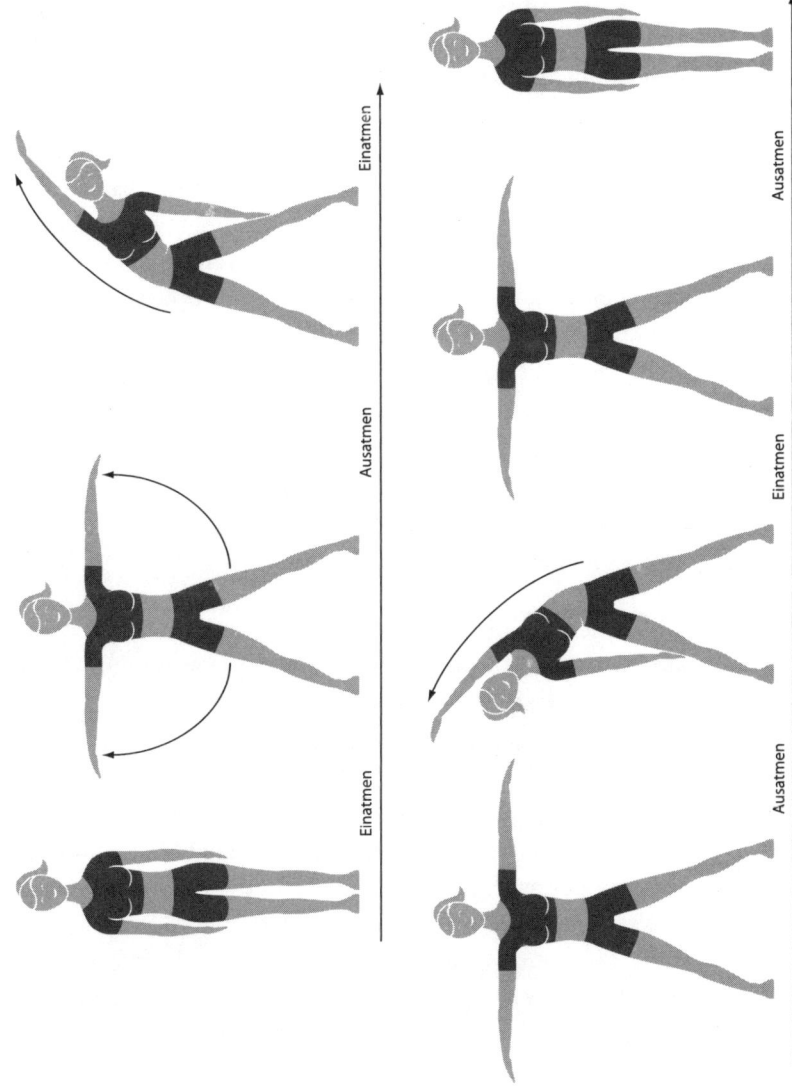

Einatmen

Ausatmen

Einatmen

Ausatmen

Einatmen

Ausatmen

75

nen – die Fußspitzen zeigen nach vorne. Gleichzeitig mit dem Grätschschritt strecken Sie die Arme und Hände in einer Linie zur Seite, die Handflächen zeigen nach unten.

Kraftvoll nehme ich meinen Raum ein.

⑧ Beim Ausatmen neigen Sie nun den Oberkörper langsam zur linken Seite, so weit es Ihnen möglich ist. Achten Sie darauf, dass Sie Arme und Schultern in einer Linie mitbewegen und nicht einknicken – der Oberkörper und der Bauch »schauen« nach vorne und nicht nach unten. Während dieser Beugebewegung wandert der linke Arm nach unten zur Außenseite Ihres linken Beines und der rechte Arm wird nach oben oder weiter zur linken Seite gestreckt, je nachdem, wie weit Ihre Dehnung geht, sodass der Oberarm am rechten Ohr anliegt.

Leicht und frei genieße ich meinen Körper.

⑨ Richten Sie nun den Oberkörper wieder auf, die Arme sind rechts und links zur Seite gestreckt. Atmen Sie dabei durch die Nase ein.

Weit, klar und stark erkenne ich mein wahres Selbst.

⑩ Beim Ausatmen neigen Sie nun den Oberkörper langsam zur rechten Seite, so weit es Ihnen möglich ist. Achten Sie darauf, dass Sie Arme und Schultern in einer Linie mitbewegen und nicht einknicken – der Oberkörper und der Bauch »schauen« nach vorne und nicht nach unten. Während dieser Beugebewegung wandert der rechte Arm nach unten zur Außenseite Ihres rechten Beines und der linke Arm wird nach oben oder weiter zur rechten Seite gestreckt, je nachdem, wie weit Ihre Dehnung geht, sodass der Oberarm am linken Ohr anliegt.

Leicht und frei genieße ich meinen Körper.

(11) Richten Sie nun den Oberkörper wieder auf, die Arme sind rechts und links zur Seite gestreckt, die Handflächen weisen nach unten. Atmen Sie dabei durch die Nase ein.

Weit, klar und stark erkenne ich mein wahres Selbst.

(12) Lösen Sie die Stellung auf, indem Sie durch die Nase ausatmen und gleichzeitig die Beine schließen, das heißt eng nebeneinanderstellen und die Arme entspannt nach unten hängen lassen. Atmen Sie in Ihrem Rhythmus weiter.

Ich bin dankbar für mein Leben, denn ich weiß, es ist ein Geschenk der Quelle.

Bitte wiederholen Sie diese Übung viermal.

Wirkung
Nehmen Sie sich für diese Übungsabfolge Zeit und spüren Sie die herrliche Weite und Stärke, die sie Ihnen schenkt. Machen Sie sich bewusst, dass durch die extreme Dehnung einer Körperseite automatisch die andere stark zusammengepresst wird – die Organe der einen Seite bekommen jede Menge Raum, können sich ausbreiten, während die andere Seite komprimiert wird, um dann im Ausgleich andersherum dieselben Erfahrungen machen zu können. Dies führt zu einer besseren Durchblutung und auch Vertiefung der Atmung.

Achten Sie darauf, dass Sie sich nicht überfordern und den Körper nur so weit bewegen, wie es die Widerstände zulassen und es mit Leichtigkeit geschehen kann. Die starke Seitwärtsbeugung steigert Ihre Flexibilität enorm, und schöpferische Gedanken und sensitive Fülle wird Ihnen mehr und mehr zufließen.

Lassen Sie den Körper wie einen Baum von einer Seite auf die andere gleiten, so, als ob der Wind ihn biegen würde. Die Bewegung, die ohne Anstrengung und leicht – fast wie von selbst – ausgeführt wird, führt zu Offenheit, Weite, Stärke und einer verfeinerten Wahrnehmung der Sinne. Alles Voraussetzungen für Kreativität auf allen Ebenen.

Setzen Sie diese Übung immer dann ein, wenn Ihr »Fingerspitzengefühl« gefragt ist und es darum geht, das eine mit dem anderen abzuwägen, beispielsweise bei Mediationen aller Art, Schlichtungsgesprächen, diplomatischen Unternehmungen im Beruf und der Familie – wenn es darum geht, einen Konsens zu finden, dann sind Flexibilität, Kreativität und Sensibilität besonders gefragt.

Nachdem Sie nun die fest strukturierten ersten vier Übungen kennengelernt haben, die Sie in Ihrem inneren Raum gefestigt und zentriert haben, folgt nun die zweite Sequenz.

Die »8 Himalaya-Übungen«
Teil II: Im Universum zentriert

Die zweiten vier Übungen sind ganz anders strukturiert und aufgebaut. Im Gegensatz zu den ersten vier folgen Sie keiner vorgeschriebenen Atemlenkung, sondern fließen frei. Es sind feine Spürübungen, in denen es darum geht, die Energien des Körpers wahrzunehmen und in Bewegung umzusetzen. Es genügt, sie einmal durchzuführen – immer in der Länge, die gerade im Moment stimmig ist. Vertrauen Sie Ihrer Intuition und der Weisheit Ihres Körpers, die Sie führen werden. Natürlich ist auch hier eine tiefe und entspannte Bauchatmung von Vorteil – ebenso das Lächeln während der Übungen. Ergänzend sind wieder die geistig-mentalen Affirmationen in kursiver Schrift aufgeführt, diese können Sie einbauen, sobald Sie den Bewegungsablauf, ohne nachzulesen, ausführen können. Üben Sie alles Schritt für Schritt in Ihrem eigenen Rhythmus ein – so lange, bis der Ablauf automatisch erfolgt und Sie nicht mehr darüber nachdenken müssen.

5. Übung: Free flow – Erdenergie strömt ein

ERDUNG, VERTRAUEN & HINGABE

Bitte nehmen Sie wieder die Grundstellung ein (siehe S. 58). Fühlt sich Ihr Körper in der Grundstellung wohl, dann nehmen Sie für die folgende Übung Ihre Beine so weit zusammen, dass sich die Innenkanten Ihrer Füße berühren – ist das für Sie nicht möglich, dann nehmen Sie die Beine einfach so weit zusammen, wie es geht. Wichtig ist, dass Sie in jedem Fall fest und sicher auf der Erde stehen! Bleiben Sie weiter entspannt aufrecht.

Ausführung der 5. Übung

① Nehmen Sie nun einen tiefen Atemzug, atmen Sie ein und spannen Sie dabei gleichzeitig Ihren ganzen Körper an: die Füße und Beine, das Gesäß, den Bauch und den Oberkörper, die Arme und Hände, den Nacken, den Hals und auch das Gesicht. Beim Ausatmen lassen Sie ganz bewusst locker, sodass die ganze Anspannung aus dem Körper fließen kann. Atmen Sie entspannt und frei weiter – so wie es Ihrem ureigenen Rhythmus entspricht. (Wenn es Ihnen guttut, dann wiederholen Sie das An- und Entspannen noch zwei bis drei Mal). Lassen Sie ab jetzt Ihre Atmung frei fließen – tief und entspannt in den Bauch ein- und ausatmen.

Entspannt öffne ich mich für die Energie von Mutter Erde.

② Wenn Sie möchten, dann schließen Sie jetzt die Augen und spüren in Ihren Körper hinein – ganz wach und achtsam. Wenn es für Sie angenehmer ist, die Augen geöffnet zu lassen, dann lassen Sie Ihren Blick ganz weich werden, ohne etwas zu fokussieren, geht Ihr Blick ins Nichts.

Nehmen Sie nun die Energien in Ihrem Körper wahr. Vielleicht spüren Sie Bewegungsimpulse – wenn ja, dann halten Sie nichts fest, sondern geben Sie jedem, der sich jetzt einstellt, freien Lauf. Dies können leichte, sanfte, kleine Impulse sein – oder auch große, intensive, ungewöhnliche. Lassen Sie sich überraschen, jedes Mal aufs Neue. Lauschen Sie auf Ihren Körper und geben Sie den Impulsen den Raum, den sie möchten. Stellen Sie sich dabei vor, wie durch Ihre Fußsohlen die Energie der Erde in Ihnen aufsteigt und sich im ganzen Körper verteilt.

Dies ist eine Übung, in der Sie sich zunächst ganz dem so genannten Free flow hingeben können. (Anmerkung: Es kann auch sein, dass Sie in Ihrem Körper überhaupt keinen Bewegungsimpuls wahrnehmen – auch das ist vollkommen in Ordnung. Bleiben Sie dann einfach einige Atemzüge lang still und ruhig stehen. Ihr Free flow ist dann einfach ohne Bewegung.)

Ich bin sicher und getragen. Mutter Erde nährt und stützt mich.

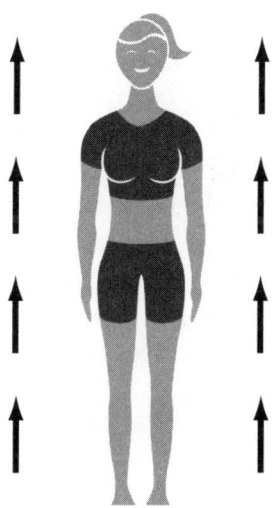

③ Sie werden es merken, sobald dieser freie Fluss aktiv gelenkt werden möchte.

Lenken Sie jetzt bewusst Ihre Aufmerksamkeit in die Fußsohlen. Stellen Sie sich vor, dass Sie mit den Füßen mit der Erde verwurzelt sind, und spüren Sie, wie die Erdenergie in sie einströmt.

Mutter Erde gibt mir alles, was ich brauche.

④ Lassen Sie diese Energie sanft von unten aufsteigen und begleiten Sie sie mit kreisenden oder wippenden oder räkelnden Bewegungen dabei – zunächst der Füße und Fußgelenke, dann der Kniegelenke, der Hüftgelenke, der Schultergelenke bis hoch zum Kopf. Es ist wie eine Art Spiralbewegung, die die Energie der Erde nach oben führt, und wenn Sie es möchten und den Impuls dazu verspüren, dann können auch die Arme unterstützend mitwirken.

Für diese Übung gibt es keinen festen Ablauf – geben Sie sich einfach ganz dem Fluss Ihres Körpers hin. Sie werden spüren, wenn Ihr Körper angefüllt ist mit dieser erdigen Energie, die Bewegungen werden wie von selbst langsam und harmonisch ausklingen. Vertrauen Sie Ihrem Körper und lassen Sie sich von ihm durch diese wichtige Übung führen – er weiß genau, was gut und richtig für Sie ist. Am Schluss stellen Sie sich in eine entspannte aufrechte Haltung.

Ich bin vollkommen erfüllt von den Energien von Mutter Erde.

Wirkung

Lernen Sie, sich dieser Übung ganz hinzugeben, vertrauen Sie darauf, dass Ihr Körper ganz genau weiß, was richtig ist für ihn. Durch die starke erdende Kraft dieser 5. Übung werden Sie sowohl energetisierende als auch nährende und schützende Qualitäten und Energien in sich sammeln können, die Sie in Ihrem Alltag unterstützen können.

Praktizieren Sie diese Übung immer dann, wenn Sie ein Gefühl von Leere in sich verspüren und Ihrem »inneren Kind« Raum geben möchten. Bei Enttäuschungen und in Situationen, in denen Sie sich allein gelassen fühlen, wird Ihnen diese Übung sowohl Wärme und Geborgenheit schenken als auch die Kraft, wieder aufzustehen und weiterzugehen.

Auf körperlicher Ebene werden sämtliche Gelenke mobilisiert und beweglich gehalten, eventuelle Ablagerungen können abgebaut werden. Durch die lockeren freien Bewegungen wird die gesamte Muskulatur sanft trainiert, Verspannungen können sich lösen und die inneren Organe werden massiert. Der Körper wird insgesamt erwärmt, die Durchblutung angeregt, Schlackenstoffe abtransportiert und die Ausstrahlungskraft verstärkt.

6. Übung: Rock flow – Himmelsenergie ergießt sich

ERFÜLLUNG, BEWUSSTHEIT & ERKENNTNIS

Bitte nehmen Sie wieder die Grundstellung ein (siehe S. 58). Fühlt sich Ihr Körper in der Grundstellung wohl, dann nehmen Sie für die folgende Übung Ihre Beine so weit zusammen, dass sich die Innenkanten Ihrer Füße berühren – ist das für Sie nicht möglich, dann nehmen Sie die Beine einfach so weit zusammen, wie es geht. Wichtig ist, dass Sie in jedem Fall fest und sicher auf der Erde stehen! Bleiben Sie weiter entspannt aufrecht.

Ausführung der 6. Übung

An dieser Stelle ist eine wichtige Anmerkung nötig:

Bitte üben Sie Rock Flow nicht, wenn Sie gerade eine Operation hinter sich haben, Sie schwanger sind oder Ihre Menstruation stark ist!

① Stellen Sie Ihre Beine ungefähr hüftbreit auseinander, die Füße sind parallel, sodass die Fußspitzen nach vorne zeigen. Die Knie sind wieder leicht gebeugt. Die Arme hängen entspannt neben dem Körper nach unten.

Lassen Sie während der gesamten Übung Ihrer Atmung freien Lauf.

Ich stehe fest und sicher auf der Erde.

② Beginnen Sie jetzt mit einer sanften Wippbewegung, die aus den Knien kommt und sich langsam steigert, bis sie relativ schnell ist – auch dies nach Ihrem Gefühl und Körperempfinden, einfach so, wie Sie es jetzt gerade spüren. Wippen Sie mit den Knien, sodass Ihr ganzer Körper, der vollkommen entspannt ist, wie von selbst mitwippt. Öffnen Sie sich für die Vorstellung, dass die Energie des Himmels – des Universums – nun von oben einströmt und durch die Wippbewegung nach unten gebracht wird – sich sozusagen in Ihren Körper ergießt und sich verteilt.

Ich öffne mich für die Energien des Himmels und des Universums und lasse sie in mich einströmen.

③ Sie werden spüren, wann es »genug« ist, und die Bewegung wird wie von selbst langsam ausklingen. Vertrauen Sie Ihrem Körper und lassen Sie sich von ihm durch diese wichtige Übung führen – er weiß genau, was gut und richtig für Sie ist. Am Schluss stellen Sie sich in eine entspannte aufrechte Haltung.

Ich bin vollkommen erfüllt von den Energien des Kosmos.

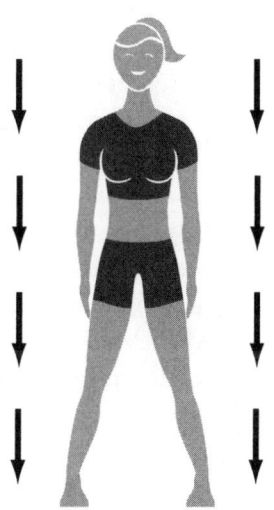

Wirkung

Lassen Sie bei dieser Übung zu, dass alles, was nicht mehr zu Ihnen gehört, weggeschüttelt wird, und öffnen Sie sich bewusst für die Energien des Universums. Innerhalb kürzester Zeit werden Sie spüren, wie Ihr Körper und Geist erfüllt wird, wie Sie sich erleichtert fühlen und Raum ist für kreative Erkenntnisse und ein neues bewusstes Sein.

Praktizieren Sie Rock Flow immer dann, wenn Sie sich schwer fühlen, erschöpft und leer. Auch bei Situationen, die Ihnen unangenehm erscheinen, vor denen Sie vielleicht Angst haben, wird Sie diese Übung erfrischen und beleben. Vor und auch nach Prüfungen beispielsweise, einem Gerichtstermin oder dem Besuch beim Zahnarzt.

Durch das kräftige Schütteln und Wippen wird der Stoffwechsel stark angeregt, insbesondere auch der Hautstoffwechsel, was durchaus zu einer sichtbaren Verjüngung führen kann. Die Durchblutung wird gefördert, die Gelenke gelockert, Schlackenstoffe und muskuläre Verspannungen lösen sich, die Ausdauer und Kondition wird sanft trainiert. Rock Flow ist eine wunderbare Übung, die Spaß macht, den Körper und auch den Geist verjüngt und nach der man sich fit und vital fühlt. Eine Übung, die man jeden Tag praktizieren sollte.

7. Übung: Die Energien verbinden sich – Erde und Himmel im Einklang

Bitte nehmen Sie wieder die Grundstellung ein (siehe S. 58). Fühlt sich Ihr Körper in der Grundstellung wohl, dann nehmen Sie für die folgende Übung Ihre Beine so weit zusammen, dass sich die Innenkanten Ihrer Füße berühren – ist das für Sie nicht möglich, dann nehmen Sie die Beine einfach so weit zusammen, wie es geht. Wichtig ist, dass Sie in jedem Fall fest und sicher auf der Erde stehen! Bleiben Sie weiter entspannt aufrecht.

Ausführung der 7. Übung

① Grätschen Sie nun ungefähr schulterbreit (oder weiter) Ihre Beine und lassen Sie den Blick gelassen in die Weite schweifen. Während der gesamten Übung darf Ihr Atem frei fließen.

Ich bin stark.

② Drehen Sie jetzt die Handflächen nach vorne und führen Sie die Arme in einem weiten Bogen seitlich neben dem Körper so weit nach oben, bis sie in etwa den gleichen Abstand zueinander haben wie die Beine.

Ich bin klar.

③ Drehen Sie die Handflächen nach hinten und stellen Sie sich auf die Zehenspitzen. Heben Sie langsam die Fersen vom Boden ab und gehen Sie nur so weit nach oben, wie Sie gut und sicher stehen können. Es ist mehr ein Ballenstand als ein Zehenspitzenstand.

In dieser Position verweilen Sie und geben so der Energie der Erde, die durch die Füße eingeströmt ist und noch weiter einströmt und aufsteigt, und der Energie des Himmels, die über die Hände und den Scheitel eingeflossen ist und noch weiter einfließt, die Möglichkeit, sich harmonisch im Körper auszubreiten, zu verteilen und miteinander zu verschmelzen. Sollte der Ballenstand zu anstrengend sein oder werden, dann stellen Sie sich einfach wieder auf die flachen Füße.

Die Kraft von Himmel und Erde erfüllen mein Sein.

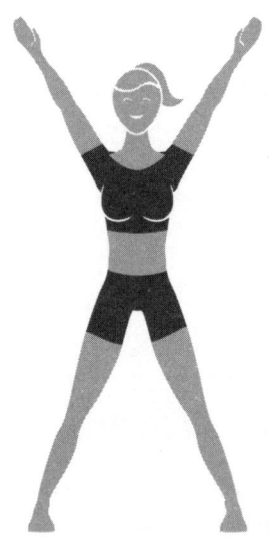

④ Nach einer Weile – Sie werden spüren, wann das so weit ist – senken Sie langsam die Arme, bis diese wieder entspannt neben dem Körper hängen und schließen die Beine so weit, wie es Ihnen jetzt guttut.

Gleichmütig und dankbar nehme ich die Geschenke an.

Wirkung

Eine Übung, die Sie erst einmal in Ihr inneres und äußeres Gleichgewicht bringt – manchmal kann es eine Herausforderung sein, im Ballenstand stehen zu bleiben. Doch wenn Sie gelernt haben, in dieser Position zu verweilen, werden Sie spüren, welch wunderbare Wirkung diese Übung mit sich bringt – ein Gefühl von tiefer Ruhe und Ausgeglichenheit, Dankbarkeit und Liebe wird Sie durchströmen.

Praktizieren Sie diese Übung immer dann, wenn Sie das Gefühl haben, dass »etwas nicht in Ordnung« ist, wenn Sie sich unausgeglichen fühlen oder wenn Ihre vier Säulen für ein gesundes Leben nicht mehr im Lot sind. Mit dieser 7. Übung bringen Sie wieder Balance in Ihren Alltag.

Über den Ballenstand wird ein wichtiges Energiezentrum an den Fußsohlen stimuliert, das frische Energie schenkt und die Verbindung zur Erde herstellt. Ähnliches geschieht über die Hände und den Scheitelpunkt des Kopfes, welche uns mit Himmel und Kosmos verbinden. So können beide Energien in den Körper einströmen und sich verbinden. Durch die extreme Streckung sind alle Organe, Muskeln, Gelenke und Sehnen gedehnt und angespannt, die Atmung wird sich automatisch vertiefen, was zu einer intensiven Sauerstoffzufuhr und guten Durchblutung führt. Es ist wirklich vorteilhaft, die Stellung lange zu halten, auch wenn es vielleicht ein wenig anstrengend ist. Die Entspannung danach ist umso intensiver.

Diese Gleichgewichtsstellung ist wie ein stilles Gebet ohne Worte, das Gemüt kommt zur Ruhe und die geistigen Sinnesorgane können sich öffnen.

8. Übung: Ich bin eins – der stille Fluss

STILLE

Bitte nehmen Sie wieder die Grundstellung ein (siehe S. 58). Fühlt sich Ihr Körper in der Grundstellung wohl, dann nehmen Sie für die folgende Übung Ihre Beine so weit zusammen, dass sich die Innenkanten Ihrer Füße berühren – ist das für Sie nicht möglich, dann nehmen Sie die Beine einfach so weit zusammen, wie es geht. Wichtig ist, dass Sie in jedem Fall fest und sicher auf der Erde stehen! Bleiben Sie weiter entspannt aufrecht.

Ausführung der 8. Übung
① Ihre Beine sind ungefähr hüftbreit auseinander. Bleiben Sie ganz entspannt stehen – eventuell mit geschlossenen Augen oder ganz weitem Blick, die Arme hängen seitlich neben dem Körper und spüren Sie sich einfach nur. Nehmen Sie von den Fußsohlen bis zum Scheitelpunkt Ihren Körper und Ihre Befindlichkeit ganz bewusst wahr. Der Atem fließt dabei frei und entspannt. Es gibt nichts zu tun, einfach nur sein.

Alles ist gut.

② Formen Sie nun mit den Fingern Ihrer Hände das sogenannte Chin-Mudra, manchmal auch Jnana-Mudra genannt: Die Daumenspitze berührt die Zeigefingerspitze, die drei anderen Finger sind eng nebeneinander und ausgestreckt. Drehen Sie die Handflächen mit dieser Fingerposition nach vorne und verweilen Sie in dieser Stellung.

Ich bin in Einklang und Harmonie.

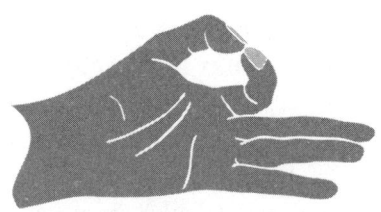

Nun gibt es drei Möglichkeiten, wie Sie weiter vorgehen:

1. Sie bleiben in dieser Position stehen. (Diese Variante empfehle ich Ihnen, wenn Sie nicht so viel Zeit haben).

2. Sie setzen sich – entweder auf einen Stuhl oder im Schneidersitz auf den Boden. (Bitte achten Sie darauf, dass Sie bequem mit aufrechter Wirbelsäule sitzen, die Hände liegen dabei auf den Oberschenkeln, die Handflächen zeigen nach oben).

3. Sie legen sich hin. (Vorzugsweise auf den Rücken, die Beine können aufgestellt sein oder ausgestreckt nebeneinander liegen, die Arme sind neben Ihrem Körper, die Handflächen zeigen nach oben).

③ Egal welche Körperposition Sie wählen, behalten Sie das Mudra bei. Atmen Sie einige Male bewusst tief in den Bauch ein und aus. Entspannen Sie Ihren Körper und lassen Sie den Geist ruhig werden.

Ich bin eins mit allem Sein.

④ Wenn Sie möchten, schließen Sie nun Ihre Augen, und gehen Sie in Gedanken zu den Energiezentren Ihres Körpers, um diese zu aktivieren und zu energetisieren. Diese Übung können Sie schnell oder auch mit viel Zeit durchführen – wie es zu Ihrer momentanen Situation gerade passt – wichtig ist, dass Sie mit voller Konzentration und Aufmerksamkeit dabei sind! Also gehen Sie in Gedanken zu Ihren *Fußsohlen* (dem Punkt in der Mitte der Fußballen). Gehen Sie in Gedanken zum *Wurzelchakra* (dem Energiezentrum am Damm). Gehen Sie in Gedanken zum *Sakralchakra* (dem Energiezentrum zwischen Nabel und Schambein). Gehen Sie in Gedanken zum *Nabelchakra* (auch Solar Plexus genannt). Gehen Sie in Gedanken zum *Herzchakra* (dem Energiezentrum in der Mitte der Brust). Gehen Sie in Gedanken zum *Kehlchakra*. Gehen Sie in Gedanken zum *Stirnchakra* (auch Drittes Auge genannt). Gehen Sie in Gedanken zum *Scheitelchakra* (dem Energiezentrum am höchsten Punkt Ihres Kopfes). Gehen Sie in Gedanken zu Ihren *Handflächen* (dem Punkt in der Mitte des Handtellers). Bleiben Sie nun so lange in Stille stehen, sitzen oder liegen, wie es Ihnen guttut. Genießen Sie die Stille. Oder schließen Sie eine der Meditationen an, die Sie im Anhang finden.

Dankbar und still lasse ich geschehen, was geschehen will.

⑤ Beenden Sie die Meditation, indem Sie einen tiefen Atemzug nehmen und sich (im Stehen oder Sitzen) mit gefalteten Händen verneigen.

Namaste: Das Göttliche in mir verneigt sich vor dem Göttlichen in allem Sein.

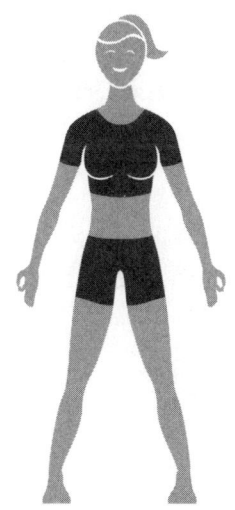

Wirkung

Diese Übung ist wunderbar dazu geeignet, sich zu sammeln und zu konzentrieren. Vor wichtigen Terminen, bei denen Ihre volle Präsenz erwartet wird, genauso wie vor dem Einkauf im Supermarkt oder dem netten Abend mit Freunden – im Grunde ist es gut, wenn Sie immer in diesem Zustand der stillen Präsenz sind.

Allein indem Sie Ihre Aufmerksamkeit auf das jeweilige Energiezentrum richten, bekommt es einen sanften Impuls und wird dadurch angeregt und stimuliert. Dies bewirkt, dass die Energieströme ins Fließen kommen und harmonisiert werden. Das Mudra symbolisiert die Vereinigung des Menschen mit dem Göttlichen – durch die Berührung von Daumen und Zeigefinger werden Kreislauf, Tastsinn, Nervensystem und Gehirn angeregt. Bei regelmäßigem Ausführen können Schlaflosigkeit, Gedächtnismangel und Depressionen gelindert werden. Es heißt, dass die Intelligenz erhöht wird, sich Glücksgefühle einstellen und neue spirituelle Horizonte eröffnet werden.

Flow – Die »8 Himalaya-Übungen« als Einheit

Nachdem Sie nun die Übungen im Einzelnen kennen und können, stelle ich Ihnen in diesem Kapitel vor, wie Sie die Abfolge in einem Fluss praktizieren können – sodass aus den Einzelübungen eine Einheit, also eine einzige Übung entsteht.

Dazu werden die vier Übungen des ersten Teils fließend eine nach der anderen und dann in rückwärtiger Reihenfolge (mit einer Ausnahme) ausgeführt, also: 1 – 2 – 3 – 4 – 3 – 4 – 2 – 1. Dieser Ablauf kann einmal oder mehrmals hintereinander durchgeführt werden – optimal ist bis zu achtmal. Dann lassen sich die vier Übungen des zweiten Teiles anschließen, um die Energien auszugleichen und Ruhe und Entspannung zu finden.

Sie werden sehen, dass Ihnen das Ausführen der »8 Himalaya-Übungen« als Einheit sehr leicht fallen wird, da Sie ja schon wissen, wie die Körperbewegungen und die Atemlenkung auszuführen sind, und auch die Affirmationen sind Ihnen bereits bestens vertraut.

Hier gelten natürlich dieselben Wirkungsweisen wie oben dargestellt. Allerdings beginnen die Energien viel harmonischer zu fließen, da eine Übung auf die nächste vorbereitet und den Körper für die Wirkung noch viel intensiver geöffnet wird. Meine Erfahrung ist, dass die Übungsreihe sehr viel Spaß und Freude macht und je nachdem, mit welcher Intention ich übe – entweder langsam wie in Zeitlupe oder dynamisch bis schnell –, ich ganz unterschiedliche Resultate erziele. Bei der ersten Variante findet innerhalb kürzester Zeit eine herrlich ruhige Entspannung statt, in null Komma nichts befinde ich mich in einem konzentriert meditativen Zustand. Übe ich jedoch dynamisch und schnell, durchströmt sehr bald neue Kraft und Lebendigkeit meinen Körper, Spannung wird abgebaut und jede Zelle mit aktiver Vitalität erfüllt. Beide Variationen bringen Körper und Geist in Balance, sie steigern die Lebensfreude, Vitalität, Jugendlichkeit, Kreativität, Kraft, Gelassenheit und verbessern somit die gesundheitliche Konstitution.

Probieren Sie es jetzt gleich einmal aus und üben Sie die »8 Himalaya-Übungen für ein gesundes Leben« als Einheit.

Ausführung

Fühlt sich Ihr Körper in der Grundstellung (siehe S. 58) wohl, dann nehmen Sie für die folgende Übung Ihre Beine so weit zusammen, dass sich die Innenkanten Ihrer Füße berühren – ist das für Sie nicht möglich, dann nehmen Sie die Beine einfach so weit zusammen, wie es geht. Wichtig ist, dass Sie in jedem Fall fest und sicher auf der Erde stehen! Bleiben Sie weiter entspannt aufrecht.

① Nun drehen Sie bitte Ihre Handflächen nach vorne und atmen dabei ruhig durch die Nase aus.

Ich bin bereit.

② Atmen Sie durch die Nase ein und machen Sie gleichzeitig folgende Bewegung: Führen Sie Ihre Arme entspannt in einem großen Bogen seitlich nach oben. Dabei bewegen sich die Handflächen harmonisch zueinander, bis sie sich über dem Kopf wie zum Gebet berühren.

Ich öffne mich und sammle meine Energie.

③ Dann führen Sie die Hände sehr nah am Körper von oben nach unten bis auf Herzenshöhe – atmen Sie gleichzeitig durch die Nase aus. Die Schultern hängen entspannt nach unten, das Kinn bewegt sich sanft in Richtung Brustbein. Bei dieser Abwärtsbewegung senkt sich der Kopf ein wenig und die Daumen können sanft am Körper entlangstreichen – von der Mitte der Stirn über die Nase, den Mund, den Hals bis zum Herzen. Dort verweilen Sie einen Moment in einer Art Gebetshaltung, die Daumen berühren die Brustmitte mit sanftem Druck.

*Sanft und behutsam, wohlwollend und zart zentriere ich mich
in meinem Herzen.*

Oder einfach: *Ich zentriere mich in meinem Herzen.*

④ Sie lösen diese Stellung auf, indem Sie die Daumen ein
Stück vom Körper weg bewegen. Öffnen Sie Ihre Hände,
indem Sie die Handflächen nach vorne drehen, wobei sich
die Daumen aber immer noch berühren. Gleichzeitig senken Sie die Ellbogen ab. Strecken Sie nun mit dieser Handhaltung die Arme ganz nach vorne durch – die Fingerspitzen zeigen nach oben. Atmen Sie bei dieser Vorwärtsbewegung der Arme durch die Nase ein.

Ich teile meine Herzens-Energie mit allem, was ist.

⑤ Während Sie nun durch die Nase ausatmen, beugen Sie
die Knie und neigen sich nach unten, bis der Oberkörper
auf den Oberschenkeln liegt – gleichzeitig führen Sie dabei
die Arme in einem weiten Bogen nach unten und hinter
den Körper – so weit es Ihnen möglich ist. Das Kinn liegt
am Brustbein, die Handflächen zeigen nun hinter dem
Körper nach oben.

*Ich verneige mich und danke der Erde für die Kraft, die sie mir
schenkt.*

⑥ Mit der Einatmung führen Sie diese dynamische Bewegung
in die andere Richtung durch, das heißt die Arme schwingen
nach unten und weiter nach vorne (die Handgelenke sind
wieder angewinkelt, sodass die Handflächen nach vorne zeigen), der Körper richtet sich auf, und nun führen Sie den
Bogen der Arme weiter fort nach oben – der Blick der Augen

folgt den Händen – bis sie über Ihrem Kopf angekommen sind. Strecken Sie nun bewusst die Arme durch, die Handflächen drücken nach oben, Ihr ganzer Körper ist gestreckt und Sie verharren einen kleinen Moment in dieser Position. Achten Sie darauf, dass Sie trotz der Streckung kein Hohlkreuz machen, sondern die Grundstellung beibehalten.

Ich dehne mich dem Universum entgegen und empfange seine Kraft.

⑦ Und dann lösen Sie mit der Ausatmung, die wie immer durch die Nase erfolgt, die Haltung ganz entspannt auf, indem die Arme seitlich nach unten neben den Körper sinken und dort locker hängen. Stehen Sie entspannt und aufrecht in der Grundstellung mit geschlossenen Beinen. Wichtig ist, dass Sie während der ganzen Abfolge mit den Fußsohlen auf dem Boden stehen – also bitte nicht auf die Zehenspitzen stellen

Die Kräfte des Himmels und der Erde wirken vital und ausgleichend durch mich.

(Anmerkung: Bei den Übungsschritten 8 bis 19 bleibt der linke Fuß immer am gleichen Platz, während das rechte Bein seine Stellung wechselt).

⑧ Einatmend überkreuzen Sie nun Ihre Beine, das heißt das linke Bein bleibt an seinem Platz stehen und das rechte Bein überkreuzt es vorne, sodass nun die Außenkanten der Füße (leicht versetzt) nebeneinanderstehen. Auch jetzt gilt wieder: so nah wie möglich – wichtig ist, dass Sie das Gleichgewicht behalten und während der ganzen Übung fest und sicher auf beiden Füßen stehen. Gleichzeitig mit dieser

Überkreuzbewegung und der Einatmung strecken Sie beide Arme zur Seite und beugen die beiden Handgelenke so, dass beide Handflächen nach außen und die Fingerspitzen nach oben zeigen. Die Schultern sind dabei ganz locker.

Aufrecht und stark bin ich in Kontakt mit allem Sein.

⑨ Ihr Körper steht nun in dieser Position entspannt aufrecht und Sie drehen den Oberkörper zusammen mit den ausgestreckten Armen langsam nach rechts hinten. Auch der Kopf dreht sich nach rechts, und Sie blicken auf die Fingerspitzen Ihrer rechten Hand. Gleichzeitig mit der Drehbewegung atmen Sie durch die Nase aus.

Ich bin flexibel und nehme mich bewusst wahr.

⑩ Beim Einatmen drehen Sie den Oberkörper und Kopf zurück in die Mitte. Die Arme bleiben weiterhin zu den Seiten gestreckt, die Fingerspitzen zeigen nach oben.

Ich bin in vollkommener Balance.

⑪ Ausatmend drehen Sie sich harmonisch weiter zur linken Seite – auch Ihr Kopf macht eine Drehbewegung nach links und Ihre Augen begleiten sie, bis Sie die Fingerspitzen Ihrer linken Hand sehen.

Ich bin flexibel und nehme mich bewusst wahr.

⑫ Nun kehren Sie wieder in die Ausgangsstellung zurück, das heißt Sie drehen den Oberkörper zur Mitte und atmen dabei durch die Nase ein.

Ich bin in vollkommener Balance.

⑬ Ausatmend lösen Sie die Stellung auf, indem Sie die Arme entspannt sinken lassen und gleichzeitig den rechten Fuß wieder eng neben den linken stellen.

Gelassen und entspannt fühle ich mein Sein.

⑭ Einatmend grätschen Sie Ihre Beine. Dabei bleibt der linke Fuß an seinem Platz stehen, den rechten Fuß stellen Sie so weit seitlich nach außen, dass Sie einen sicheren Stand haben, den Sie mühelos eine Weile beibehalten können – die Fußspitzen zeigen nach vorne. Gleichzeitig mit dem Grätschschritt strecken Sie die Arme und Hände in einer Linie zur Seite, die Handflächen zeigen nach unten.

Kraftvoll nehme ich meinen Raum ein.

⑮ Beim Ausatmen neigen Sie nun den Oberkörper langsam zur rechten Seite, so weit es Ihnen möglich ist. Achten Sie darauf, dass Sie Arme und Schultern in einer Linie mitbewegen und nicht einknicken – der Oberkörper und der Bauch »schauen« nach vorne und nicht nach unten. Während dieser Beugebewegung wandert der rechte Arm nach unten zur Außenseite Ihres rechten Beines und der linke Arm wird nach oben oder (wenn Sie schon etwas Übung haben) weiter zur rechten Seite gestreckt, je nachdem, wie weit Ihre Dehnung geht, sodass der Oberarm am linken Ohr anliegt.

Leicht und frei genieße ich meinen Körper.

⑯ Richten Sie nun den Oberkörper wieder fließend auf, die Arme sind rechts und links zur Seite gestreckt, die

Handflächen weisen nach unten. Atmen Sie dabei durch die Nase ein.

Weit, klar und stark erkenne ich mein wahres Selbst.

⑰ Beim Ausatmen neigen Sie nun den Oberkörper langsam zur linken Seite, so weit es Ihnen möglich ist. Achten Sie darauf, dass Sie Arme und Schultern in einer Linie bewegen und nicht einknicken – der Oberkörper und der Bauch »schauen« nach vorne und nicht nach unten. Während dieser Beugebewegung wandert der linke Arm nach unten zur Außenseite Ihres linken Beines und der rechte Arm wird nach oben oder weiter zur linken Seite gestreckt, je nachdem, wie weit Ihre Dehnung geht, sodass der Oberarm am rechten Ohr anliegt.

Leicht und frei genieße ich meinen Körper.

⑱ Richten Sie nun den Oberkörper wieder auf, die Arme sind rechts und links zur Seite gestreckt. Atmen Sie dabei durch die Nase ein.

Weit, klar und stark erkenne ich mein wahres Selbst.

⑲ Lösen Sie die Stellung auf, indem Sie durch die Nase ausatmen und gleichzeitig die Beine schließen, das heißt eng nebeneinanderstellen und die Arme entspannt nach unten hängen lassen.

Ich bin dankbar für mein Leben, denn ich weiß, es ist ein Geschenk der Quelle.

(Nun folgt die andere Seite. Machen Sie nun ohne Pause weiter, wobei jetzt der rechte Fuß immer am gleichen

Platz bleibt, während das linke Bein seine Stellung wechselt).

㉑ Einatmend überkreuzen Sie nun Ihre Beine, das heißt das rechte Bein bleibt an seinem Platz stehen und das linke Bein überkreuzt es vorne, sodass nun die Außenkanten der Füße (leicht versetzt) nebeneinanderstehen. Auch jetzt gilt wieder: so nah wie möglich. Wichtig ist, dass Sie das Gleichgewicht behalten und während der ganzen Übung fest und sicher auf beiden Füßen stehen. Gleichzeitig mit dieser Überkreuzbewegung und der Einatmung strecken Sie beide Arme zur Seite und beugen die beiden Handgelenke so, dass beide Handflächen nach außen und die Fingerspitzen nach oben zeigen. Die Schultern sind dabei ganz locker.

Aufrecht und stark bin ich in Kontakt mit allem Sein.

㉑ Ihr Körper steht nun in dieser Position entspannt aufrecht und Sie drehen den Oberkörper zusammen mit den ausgestreckten Armen langsam nach links hinten. Auch der Kopf dreht sich nach links, und Sie blicken auf die Fingerspitzen Ihrer linken Hand. Gleichzeitig mit der Drehbewegung atmen Sie durch die Nase aus.

Ich bin flexibel und nehme mich bewusst wahr.

㉒ Beim Einatmen drehen Sie den Oberkörper und Kopf zurück in die Mitte. Die Arme bleiben weiterhin zu den Seiten gestreckt, die Fingerspitzen zeigen nach oben.

Ich bin in vollkommener Balance.

㉓ Ausatmend drehen Sie sich harmonisch weiter zur rechten Seite – auch Ihr Kopf macht eine Drehbewegung nach rechts und Ihre Augen begleiten Ihre Arme, bis Sie die Fingerspitzen Ihrer rechten Hand sehen.

Ich bin flexibel und nehme mich bewusst wahr.

㉔ Nun kehren Sie wieder in die Ausgangsstellung zurück, das heißt Sie drehen den Oberkörper zur Mitte und atmen dabei durch die Nase ein.

Ich bin in vollkommener Balance.

㉕ Ausatmend lösen Sie die Stellung auf, indem Sie die Arme entspannt sinken lassen und gleichzeitig den linken Fuß wieder eng neben den rechten stellen.

Gelassen und entspannt fühle ich mein Sein.

㉖ Einatmend grätschen Sie Ihre Beine. Dabei bleibt der rechte Fuß an seinem Platz stehen, den linken Fuß stellen Sie so weit seitlich nach außen, dass Sie einen sicheren Stand haben, den Sie mühelos eine Weile beibehalten können – die Fußspitzen zeigen nach vorne. Gleichzeitig mit dem Grätschschritt strecken Sie die Arme und Hände in einer Linie zur Seite, die Handflächen zeigen nach unten.

Kraftvoll nehme ich meinen Raum ein.

㉗ Beim Ausatmen neigen Sie nun den Oberkörper langsam zur linken Seite, so weit es Ihnen möglich ist. Achten Sie darauf, dass Sie Arme und Schultern in einer Linie mitbewegen und nicht einknicken – der Oberkörper und der Bauch »schauen« nach vorne und nicht nach unten. Während dieser Beugebewegung wandert der linke Arm nach unten zur Außenseite Ihres linken Beines und der rechte

Arm wird nach oben oder weiter zur linken Seite gestreckt, je nachdem, wie weit Ihre Dehnung geht, sodass der Oberarm am rechten Ohr anliegt.

Leicht und frei genieße ich meinen Körper.

㉘ Richten Sie nun den Oberkörper wieder fließend auf, die Arme sind rechts und links zur Seite gestreckt, die Handflächen weisen nach unten. Atmen Sie dabei durch die Nase ein.

Weit, klar und stark erkenne ich mein wahres Selbst.

㉙ Beim Ausatmen neigen Sie nun den Oberkörper langsam zur rechten Seite, so weit es Ihnen möglich ist. Achten Sie darauf, dass Sie Arme und Schultern in einer Linie bewegen und nicht einknicken – der Oberkörper und der Bauch »schauen« nach vorne und nicht nach unten. Während dieser Beugebewegung wandert der rechte Arm nach unten zur Außenseite Ihres rechten Beines und der linke Arm wird nach oben oder weiter zur rechten Seite gestreckt, je nachdem wie weit Ihre Dehnung geht, sodass der Oberarm am linken Ohr anliegt.

Leicht und frei genieße ich meinen Körper.

㉚ Richten Sie nun den Oberkörper wieder auf, die Arme sind rechts und links zur Seite gestreckt. Atmen Sie dabei durch die Nase ein.

Weit, klar und stark erkenne ich mein wahres Selbst.

㉛ Lösen Sie die Stellung auf, indem Sie durch die Nase ausatmen und gleichzeitig die Beine schließen, das heißt eng nebeneinanderstellen und die Arme entspannt nach unten hängen lassen.

Ich bin dankbar für mein Leben, denn ich weiß, es ist ein Geschenk der Quelle.

㉜ Heben Sie einatmend Ihre Arme parallel gestreckt nach vorne, die Handflächen zeigen nach vorne, die Fingerspitzen nach oben.
Blicken Sie »durch Ihre Hände hindurch« in die Weite.

Ich teile meine Herzens-Energie mit allem, was ist.

㉝ Während Sie nun durch die Nase ausatmen, beugen Sie die Knie bis der Oberkörper auf den Oberschenkeln liegt – gleichzeitig führen Sie dabei die Arme in einem weiten Bogen nach unten und hinter den Körper – soweit es Ihnen möglich ist. Das Kinn liegt am Brustbein, die Handflächen zeigen nun hinter dem Körper nach oben.

Ich verneige mich und danke der Erde für die Kraft, die sie mir schenkt.

㉞ Mit der Einatmung führen Sie diese dynamische Bewegung in die andere Richtung durch, das heißt die Arme schwingen nach unten und weiter nach vorne (die Handgelenke sind wieder angewinkelt, sodass die Handflächen nach vorne zeigen), der Körper richtet sich auf, und nun führen Sie den Bogen der Arme weiter fort nach oben – der Blick der Augen folgt den Händen –, bis sie über Ihrem Kopf angekommen sind. Strecken Sie nun bewusst die Arme durch, die Handflächen drücken nach oben, Ihr ganzer Körper ist gestreckt und Sie verharren einen kleinen

Moment in dieser Position. Achten Sie darauf, dass Sie trotz der Streckung kein Hohlkreuz machen, sondern die Grundstellung beibehalten.

Ich dehne mich dem Universum entgegen und empfange seine Kraft.

㉟ Und dann lösen Sie mit der Ausatmung, die wie immer durch die Nase erfolgt, die Haltung ganz entspannt auf, indem die Arme seitlich nach unten neben den Körper sinken und dort locker hängen. Stehen Sie entspannt und aufrecht in der Grundstellung mit geschlossenen Beinen. Wichtig ist, dass Sie während der ganzen Abfolge mit den Fußsohlen auf dem Boden stehen – also bitte nicht auf die Zehenspitzen stellen.

Die Kräfte des Himmels und der Erde wirken vital und ausgleichend durch mich.

㊱ Atmen Sie entspannt durch die Nase ein und drehen beim nächsten Ausatmen Ihre Handflächen nach vorne.

Ich bin bereit.

㊲ Atmen Sie erneut durch die Nase ein und machen Sie gleichzeitig folgende Bewegung: Führen Sie Ihre Arme entspannt in einem großen Bogen seitlich nach oben. Dabei bewegen sich die Handflächen harmonisch zueinander, bis sie sich über dem Kopf wie zum Gebet berühren.

Ich öffne mich und sammle meine Energie.

㊳ Dann führen Sie die Hände sehr nah am Körper von oben nach unten bis auf Herzenshöhe – atmen Sie gleichzeitig durch die Nase aus. Die Schultern hängen entspannt nach unten, das Kinn bewegt sich sanft in Richtung Brustbein. Bei dieser Abwärtsbewegung senkt sich der Kopf ein wenig und die Daumen können sanft am Körper entlangstreichen – von der Mitte der Stirn über die Nase, den Mund, den Hals bis zum Herzen. Dort verweilen Sie einen Moment in einer Art Gebetshaltung, die Daumen berühren die Brustmitte mit sanftem Druck.

Sanft und behutsam, wohlwollend und zart zentriere ich mich in meinem Herzen.

Oder einfach: *Ich zentriere mich in meinem Herzen.*

㊴ Lassen Sie mit einer Ausatmung die Arme langsam nach unten sinken und stehen Sie in der Grundstellung entspannt und aufrecht da. Atmen Sie ruhig und gelassen in Ihrem Rhythmus weiter.

Ich bin entspannt und gelassen, klar und zentriert. Mir kann nichts passieren.

Das war der Zyklus der ersten vier Übungen, den Sie nun wiederholen können (optimal bis zu achtmal). Im Anschluss daran machen Sie bitte ohne Pause weiter mit der nächsten Übung.

㊵ Nehmen Sie nun einen tiefen Atemzug, atmen Sie ein und spannen Sie dabei gleichzeitig Ihren ganzen Körper an: die Füße und Beine, das Gesäß, den Bauch und den Oberkörper, die Arme und Hände, den Nacken, den Hals und auch das Gesicht. Beim Ausatmen lassen Sie ganz bewusst locker, sodass die ganze Anspannung aus dem Körper fließen kann. Atmen Sie entspannt und frei weiter – so wie es Ihrem ureigenen Rhythmus entspricht. (Wenn es Ihnen guttut, dann wiederholen Sie das An- und Entspannen noch zwei bis drei Mal). Lassen Sie ab jetzt Ihre Atmung frei fließen – tief und entspannt in den Bauch ein- und ausatmen.

Entspannt öffne ich mich für die Energie von Mutter Erde.

(41) Wenn Sie möchten, dann schließen Sie jetzt die Augen und spüren in Ihren Körper hinein – ganz wach und achtsam. Wenn es für Sie angenehmer ist, die Augen geöffnet zu lassen, dann lassen Sie Ihren Blick ganz weich werden, ohne etwas zu fokussieren geht Ihr Blick ins Nichts.

Nehmen Sie nun die Energien in Ihrem Körper wahr. Vielleicht spüren Sie Bewegungsimpulse – wenn ja, dann halten Sie nichts fest, sondern geben Sie jedem, der sich jetzt einstellt, freien Lauf. Dies können leichte, sanfte, kleine Impulse sein – oder auch große, intensive, ungewöhnliche. Lassen Sie sich überraschen, jedes Mal aufs Neue. Lauschen Sie auf Ihren Körper und geben Sie den Impulsen den Raum, den sie möchten. Stellen Sie sich dabei vor, wie durch Ihre Fußsohlen die Energie der Erde in Ihnen aufsteigt und sich im ganzen Körper verteilt.

Ich bin sicher und getragen. Mutter Erde nährt und stützt mich.

(42) Sie werden es merken, sobald dieser freie Fluss aktiv gelenkt werden möchte.

Lenken Sie jetzt bewusst Ihre Aufmerksamkeit in die Fußsohlen. Stellen Sie sich vor, dass Sie mit den Füßen mit der Erde verwurzelt sind und spüren Sie, wie die Erdenergie in sie einströmt.

Mutter Erde gibt mir alles, was ich brauche.

(43) Lassen Sie diese Energie sanft von unten aufsteigen und begleiten Sie sie mit kreisenden oder wippenden oder räkelnden Bewegungen dabei – zunächst der Füße und Fußgelenke, dann der Kniegelenke, der Hüftgelenke, der Schultergelenke bis hoch zum Kopf. Es ist wie eine Art Spiralbewegung, die die Energie der Erde nach oben führt und wenn Sie es möchten und den Impuls dazu verspüren, dann können auch die Arme unterstützend mitwirken.

Für diese Übung gibt es keinen festen Ablauf – geben Sie sich einfach ganz dem Fluss Ihres Körpers hin. Sie werden spüren, wenn Ihr Körper angefüllt ist mit dieser erdigen Energie, die Bewegungen werden wie von selbst langsam und harmonisch ausklingen. Vertrauen Sie Ihrem Körper und lassen Sie sich von ihm durch diese wichtige Übung führen – er weiß genau, was gut und richtig für Sie ist. Am Schluss stellen Sie sich in eine entspannte aufrechte Haltung.

Ich bin vollkommen erfüllt von den Energien von Mutter Erde.

(44) Stellen Sie Ihre Beine ungefähr hüftbreit auseinander, die Füße sind parallel, sodass die Fußspitzen nach vorne zeigen. Die Knie sind wieder leicht gebeugt. Die Arme hängen entspannt neben dem Körper nach unten.

Lassen Sie während der gesamten Übung Ihrer Atmung freien Lauf.

Ich stehe fest und sicher auf der Erde.

④⑤ Beginnen Sie jetzt mit einer sanften Wippbewegung, die aus den Knien kommt und sich langsam steigert, bis sie relativ schnell ist – auch dies nach Ihrem Gefühl und Körperempfinden, einfach so, wie Sie es jetzt gerade spüren. Wippen Sie mit den Knien, sodass Ihr ganzer Körper, der vollkommen entspannt ist, wie von selbst mitwippt. Öffnen Sie sich für die Vorstellung, dass die Energie des Himmels – des Universums – nun von oben einströmt und durch die Wippbewegung nach unten gebracht wird – sich sozusagen in Ihren Körper ergießt und sich verteilt.

Ich öffne mich für die Energien des Himmels und des Universums und lasse sie in mich einströmen.

④⑥ Sie werden spüren, wann es »genug« ist, und die Bewegung wird wie von selbst langsam ausklingen. Vertrauen Sie Ihrem Körper und lassen Sie sich von ihm durch diese wichtige Übung führen – er weiß genau, was gut und richtig für Sie ist. Am Schluss stellen Sie sich in eine entspannte aufrechte Haltung.

Ich bin vollkommen erfüllt von den Energien des Kosmos.

④⑦ Grätschen Sie nun ungefähr schulterbreit (oder weiter) Ihre Beine und lassen Sie den Blick gelassen in die Weite schweifen. Während der gesamten Übung darf Ihr Atem frei fließen.

Ich bin stark.

④⑧ Drehen Sie jetzt die Handflächen nach vorne und führen Sie die Arme in einem weiten Bogen seitlich neben dem

Körper so weit nach oben, bis sie in etwa den gleichen Abstand zueinander haben wie die Beine.

Ich bin klar.

㊾ Drehen Sie die Handflächen nach hinten und stellen Sie sich auf die Zehenspitzen. Heben Sie langsam die Fersen vom Boden ab und gehen Sie nur so weit nach oben, wie Sie gut und sicher stehen können. Es ist mehr ein Ballenstand als ein Zehenspitzenstand.

In dieser Position verweilen Sie und geben so der Energie der Erde, die durch die Füße eingeströmt ist und noch weiter einströmt und aufsteigt, und der Energie des Himmels, die über die Hände und den Scheitel eingeflossen ist und noch weiter einfließt, die Möglichkeit sich harmonisch im Körper auszubreiten, zu verteilen und miteinander zu verschmelzen. Sollte der Ballenstand zu anstrengend sein oder werden, dann stellen Sie sich einfach wieder auf die flachen Füße.

Die Kraft von Himmel und Erde erfüllen mein Sein.

㊿ Nach einer Weile – Sie werden spüren, wann das so weit ist – senken Sie langsam die Arme, bis diese wieder entspannt neben dem Körper hängen und schließen die Beine so weit, wie es Ihnen jetzt gut tut.

Gleichmütig und dankbar nehme ich die Geschenke an.

(51) Ihre Beine sind ungefähr hüftbreit auseinander. Bleiben Sie ganz entspannt stehen – eventuell mit geschlossenen Augen oder ganz weitem Blick, die Arme hängen seitlich neben dem Körper und spüren Sie sich einfach nur. Nehmen Sie Ihren Körper und Ihre Befindlichkeit ganz bewusst wahr von den

Fußsohlen bis zum Scheitelpunkt. Der Atem fließt dabei frei und entspannt. Es gibt nichts zu tun, einfach nur sein.

Alles ist gut.

㊾ Formen Sie nun mit den Fingern Ihrer Hände das sogenannte Chin-Mudra/Jnana-Mudra: Die Daumenspitze berührt die Zeigefingerspitze, die drei anderen Finger sind eng nebeneinander und ausgestreckt. Drehen Sie die Handflächen mit dieser Fingerposition nach vorne und verweilen Sie in dieser Stellung.

Ich bin in Einklang und Harmonie.

Entweder Sie bleiben nun in dieser Position stehen, Sie setzen sich oder legen sich hin.

㊼ Egal welche Körperposition Sie wählen, behalten Sie das Mudra bei. Atmen Sie einige Male bewusst tief in den Bauch ein und aus. Entspannen Sie Ihren Körper und lassen Sie den Geist ruhig werden.

Ich bin eins mit allem Sein.

㊽ Wenn Sie möchten, schließen Sie nun Ihre Augen, und gehen Sie in Gedanken zu den Energiezentren Ihres Körpers, um diese zu aktivieren und zu energetisieren. Diese Übung können Sie schnell oder auch mit viel Zeit durchführen. Wie es zu Ihrer momentanen Situation gerade passt. Wichtig ist, dass Sie mit voller Konzentration und Aufmerksamkeit dabei sind! Also: Gehen Sie in Gedanken zu Ihren *Fußsohlen* (dem Punkt in der Mitte der Fußballen). Gehen Sie in Gedanken zum *Wurzelchakra* (dem Energiezentrum am Damm). Gehen Sie in Gedanken zum *Sakralchakra* (dem

Energiezentrum zwischen Nabel und Schambein). Gehen Sie in Gedanken zum *Nabelchakra* (auch Solar Plexus genannt). Gehen Sie in Gedanken zum *Herzchakra* (dem Energiezentrum in der Mitte der Brust). Gehen Sie in Gedanken zum *Kehlchakra*. Gehen Sie in Gedanken zum *Stirnchakra* (auch Drittes Auge genannt). Gehen Sie in Gedanken zum *Scheitelchakra* (dem Energiezentrum am höchsten Punkt Ihres Kopfes). Gehen Sie in Gedanken zu Ihren *Handflächen* (dem Punkt in der Mitte des Handtellers). Bleiben Sie nun so lange in Stille stehen, sitzen oder liegen, wie es Ihnen guttut. Genießen Sie die Stille. Oder schließen Sie eine der Meditationen an, die Sie im Anhang finden.

Dankbar und still lasse ich geschehen, was geschehen will.

㊺ Beenden Sie die Meditation, indem Sie einen tiefen Atemzug nehmen und sich (im Stehen oder Sitzen) mit gefalteten Händen verneigen.

Namaste: Das Göttliche in mir verneigt sich vor dem Göttlichen in allem Sein.

Auf der folgenden Doppelseite sehen Sie noch einmal die gesamte Übungsabfolge. Hilfreich ist es, das Blatt beim Kopieren zu vergrößern und so aufzuhängen, dass Sie es beim Üben vor sich haben.

Im Anschluss lernen Sie nun noch eine Variation unserer Inner-Balance-Reihe kennen, die es Menschen mit eingeschränkter Beweglichkeit ermöglicht, einen größtmöglichen Nutzen aus den »8 Himalaya-Übungen für ein gesundes Leben« ziehen können.

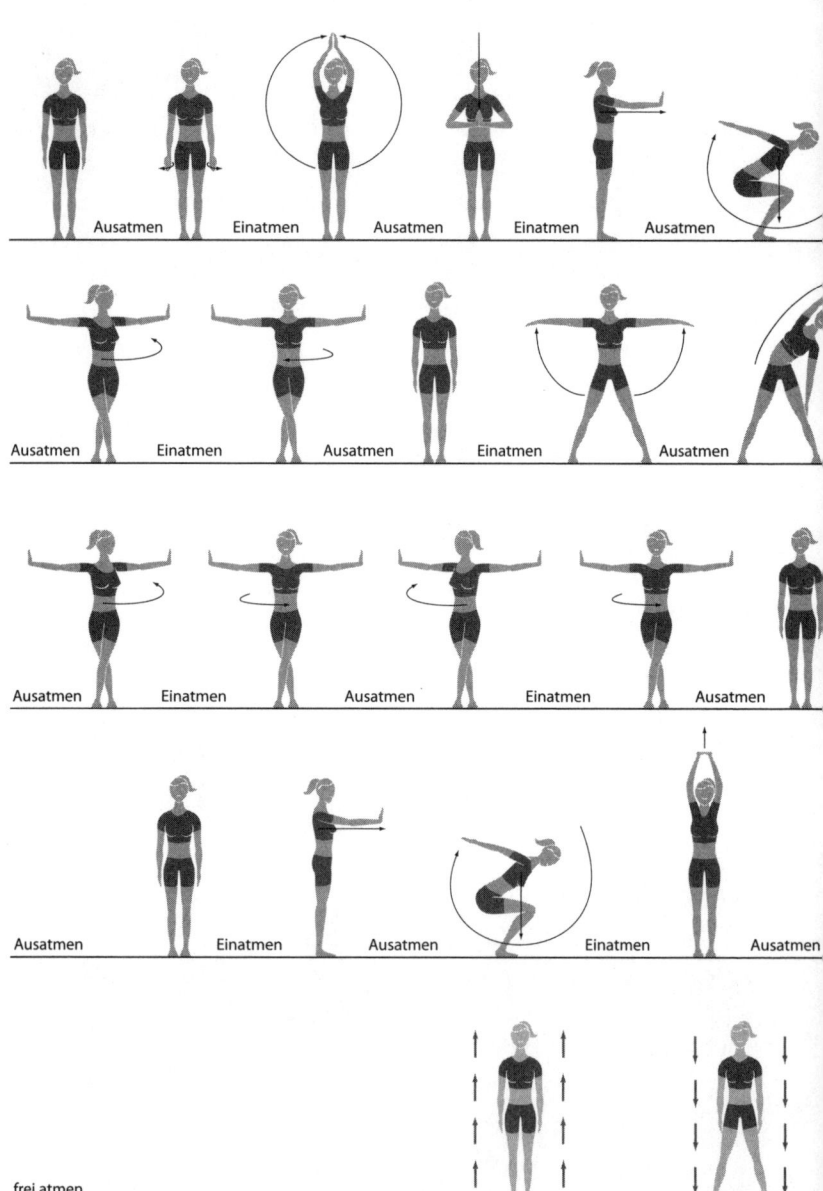

Ausatmen Einatmen Ausatmen Einatmen Ausatmen

Ausatmen Einatmen Ausatmen Einatmen Ausatmen

Ausatmen Einatmen Ausatmen Einatmen Ausatmen

Ausatmen Einatmen Ausatmen Einatmen Ausatmen

frei atmen

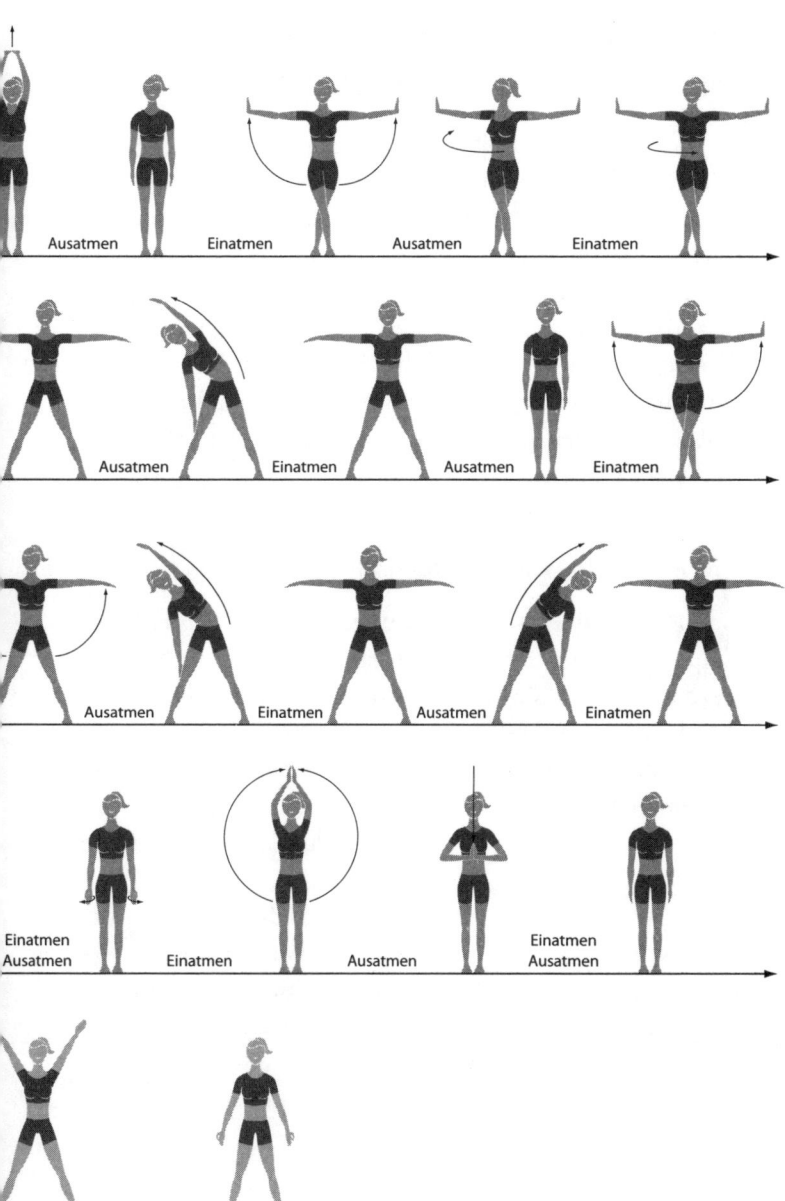

Ausatmen   Einatmen   Ausatmen   Einatmen

Ausatmen   Einatmen   Ausatmen   Einatmen

Ausatmen   Einatmen   Ausatmen   Einatmen

Einatmen
Ausatmen   Einatmen   Ausatmen   Einatmen
Ausatmen

Die »8 Himalaya-Übungen« für Menschen mit eingeschränkter Beweglichkeit

Da die »8 Himalaya-Übungen für ein gesundes Leben« so einfach sind, ist es auch für Menschen, die eine eingeschränkte Beweglichkeit haben, ein Leichtes, sie im Sitzen durchzuführen. Natürlich ist es auch möglich, mit anderen Bewegungseinschränkungen zu trainieren – alles ist möglich, denn was der Körper nicht schafft, kann der Geist! Also sollte Ihr Körper ausfallen, dann führen Sie die Übungen einfach mental durch! Die Wirkungen sind dieselben. Überzeugen Sie sich selbst. Ich wünsche Ihnen alles Gute und viel Freude dabei.

Die »8 Himalaya-Übungen« im Sitzen

Natürlich gelten für die Übungen im Sitzen dieselben Empfehlungen wie im Stehen. Sie können den Körper erwärmen, indem Sie sitzend Schritte machen oder einfach die Handflächen kräftig aneinanderreiben.

Wenn es Ihnen möglich ist, dann setzen Sie sich bitte auf einen Hocker ohne Lehne und Armstützen oder auf einen Sitzball – wenn nicht, dann geht auch ein Stuhl oder Rollstuhl.

Bitte achten Sie auf eine entspannte Bauchatmung und schenken Sie sich ein Lächeln beim Üben. Ergänzend sind die geistig-mentalen Affirmationen in kursiver Schrift aufgeführt, diese können Sie einbauen, sobald Sie den Bewegungs- und Atem-Ablauf, ohne nachzulesen, ausführen können. Verbinden Sie die Affirmation mit der Bewegung.

Üben Sie alles Schritt für Schritt in Ihrem eigenen Rhythmus ein – so lange, bis der Ablauf automatisch erfolgt und Sie nicht mehr darüber nachdenken müssen.

Die Grundstellung ist im Sitzen natürlich ein wenig anders als im Stehen.

Grundstellung bedeutet in diesem Fall: Setzen Sie sich bequem hin, die Füße stehen in einem angenehmen Abstand parallel nebeneinander und das Becken ist in einer möglichst aufrechten Position. Das heißt, es ist nicht nach vorne gekippt wie bei einer sogenannten Hohlkreuzposition, sondern ein wenig nach innen gezogen.

Richten Sie Ihre Wirbelsäule bewusst auf, vom Steißbein bis hoch zur Halswirbelsäule, die Schultern hängen entspannt nach unten, ebenso Ihre Arme, Hände und Finger (sollten Sie auf einem Stuhl mit Armlehnen sitzen, dann legen Sie die Unterarme entspannt darauf ab). Auch Ihr Kopf ist in einer aufrechten Position, legen Sie ihn nicht nach hinten, sondern stellen Sie sich vor, dass Sie wie eine Marionette am obersten Scheitelpunkt Ihres Kopfes an einem Faden hängen, sodass sich das Kinn in Richtung Brustbein bewegt. Dieser »Himmelsfaden« hält Ihren Oberkörper ganz leicht und entspannt aufrecht. Blicken Sie geradeaus und fokussieren Sie eventuell einen festen Punkt. Beobachten Sie sich selbst einen Moment in dieser Position der Grundstellung – im Idealzustand verspüren Sie keinerlei Spannung in sich und auch Ihre Gedanken entspannen sich. Freuen Sie sich darüber und schenken Sie sich ein Lächeln!

1. Übung: Im Herzen zentriert

Fühlt sich Ihr Körper in der oben beschriebenen Sitzstellung wohl, dann nehmen Sie für die folgende Übung Ihre Beine so weit zusammen, wie es ohne Anstrengung möglich ist – optimal wäre, dass sich die Innenkanten Ihrer Füße berühren.

① Drehen Sie bitte Ihre Handflächen nach vorne (bzw. oben) und atmen Sie dabei ruhig durch die Nase aus.
Ich bin bereit.

② Atmen Sie durch die Nase ein und machen Sie gleichzeitig folgende Bewegung: Führen Sie Ihre Arme entspannt in einem großen Bogen seitlich nach oben. Dabei bewegen sich die Handflächen harmonisch zueinander, bis sie sich über dem Kopf wie zum Gebet berühren.
Ich öffne mich und sammle meine Energie.

③ Dann führen Sie die Hände sehr nah am Körper von oben nach unten bis auf Herzenshöhe – atmen Sie gleichzeitig durch die Nase aus. Die Schultern hängen entspannt nach unten, das Kinn bewegt sich sanft in Richtung Brustbein. Bei dieser Abwärtsbewegung senkt sich der Kopf ein wenig und die Daumen können sanft am Körper entlangstreichen – von der Mitte der Stirn über die Nase, den Mund, den Hals bis zum Herzen. Dort verweilen Sie einen Moment in einer Art Gebetshaltung, die Daumen berühren die Brustmitte mit sanftem Druck.

*Sanft und behutsam, wohlwollend und zart zentriere ich mich
in meinem Herzen.*

Oder einfach: *Ich zentriere mich in meinem Herzen.*

④ Atmen Sie einmal ein und lassen Sie mit der nächsten
Ausatmung die Arme langsam nach unten sinken. Sitzen
Sie entspannt und aufrecht da. Atmen Sie ruhig und gelas-
sen in Ihrem Rhythmus weiter.

*Ich bin entspannt und gelassen, klar und zentriert. Mir kann
nichts passieren.*

2. Übung: Erde und Himmel in mir vereint

ENERGIE, DYNAMIK & KRAFT

Nehmen Sie bitte wieder die empfohlene Grundstellung
(siehe S. 117) im Sitzen ein.

① Atmen Sie aus und falten Sie dabei Ihre Hände auf Herzenshöhe wie zum Gebet. Geben Sie einen sanften Druck
auf die Handflächen, die Schultern sind dabei ganz entspannt, die Ellbogen sind zur Seite gestreckt.

Ich bin ganz in mir zentriert.

② Sie lösen diese Stellung auf, indem Sie die Daumen ein
Stück vom Körper weg bewegen. Öffnen Sie Ihre Hände,
indem Sie die Handflächen nach vorne drehen, und sich
die Daumen aber immer noch berühren, gleichzeitig senken Sie die Ellbogen ab. Strecken Sie nun mit dieser Hand-

haltung die Arme ganz nach vorne durch – die Fingerspitzen zeigen nach oben. Atmen Sie bei dieser Vorwärtsbewegung der Arme durch die Nase ein.

Ich teile meine Herzens-Energie mit allem, was ist.

③ Während Sie nun durch die Nase ausatmen, neigen Sie sich mit dem Oberkörper nach unten, so weit es Ihnen möglich ist (optimal ist, wenn der Oberkörper auf den Oberschenkeln liegt) – gleichzeitig führen Sie dabei die Arme in einem weiten Bogen nach unten und hinten – ebenfalls so weit es Ihnen möglich ist. Das Kinn liegt am Brustbein, die Handflächen zeigen nun hinter dem Körper nach oben.

Ich verneige mich und danke der Erde für die Kraft, die sie mir schenkt.

④ Mit der Einatmung führen Sie diese dynamische Bewegung in die andere Richtung durch, das heißt die Arme schwingen nach unten und weiter nach vorne (die Handgelenke sind wieder angewinkelt, sodass die Handflächen nach vorne zeigen), der Oberkörper richtet sich auf, und nun führen Sie den Bogen der Arme weiter fort nach oben – der Blick der Augen folgt den Händen –, bis sie über Ihrem Kopf angekommen sind. Strecken Sie nun bewusst die Arme durch, die Handflächen drücken nach oben, Ihr Oberkörper ist gestreckt und Sie verharren einen kleinen Moment in dieser Position. Achten Sie darauf, dass Sie trotz der Streckung kein Hohlkreuz machen.

Ich dehne mich dem Universum entgegen und empfange seine Kraft.

⑤ Und dann lösen Sie mit der Ausatmung, die wie immer durch die Nase erfolgt, die Haltung ganz entspannt auf, indem die Arme seitlich nach unten neben den Körper sinken und dort locker hängen oder auf die Armlehnen aufgelegt werden. Atmen Sie ruhig und gelassen in Ihrem Rhythmus.

Die Kräfte des Himmels und der Erde wirken vital und ausgleichend durch mich.

3. Übung: In Harmonie mit dem Selbst

AUSDAUER, BALANCE & AUSSTRAHLUNG

Nehmen Sie bitte die empfohlene Grundstellung (siehe S. 117) im Sitzen ein.

① Einatmend überkreuzen Sie nun Ihre Beine, dafür haben Sie zwei Möglichkeiten: Entweder Sie schlagen das rechte Bein über das linke, oder Sie überkreuzen mit Ihrem rechten Fuß vorne den linken, sodass nun die Außenkanten der Füße (leicht versetzt) nebeneinanderstehen. (Sollte eine Überkreuzbewegung nicht möglich sein, dann lassen Sie Ihre Füße einfach so, wie sie sind). Gleichzeitig mit dieser Überkreuzbewegung und der Einatmung strecken Sie beide Arme zur Seite und beugen die beiden Handgelenke so, dass beide Handflächen nach außen und die Fingerspitzen nach oben zeigen. Die Schultern sind dabei ganz locker.

Aufrecht und stark bin ich in Kontakt mit allem Sein.

② Ihr Körper sitzt nun in dieser Position entspannt aufrecht und Sie drehen den Oberkörper zusammen mit den ausgestreckten Armen langsam nach rechts hinten (das ist auch möglich, wenn Sie auf einem Stuhl mit Lehne sitzen). Auch der Kopf dreht sich nach rechts, und Sie blicken auf die Fingerspitzen Ihrer rechten Hand. Gleichzeitig mit der Drehbewegung atmen Sie durch die Nase aus.

Ich bin flexibel und nehme mich bewusst wahr.

③ Beim Einatmen drehen Sie den Oberkörper und Kopf zurück in die Mitte. Die Arme bleiben weiterhin zu den Seiten gestreckt, die Fingerspitzen zeigen nach oben.

Ich bin in vollkommener Balance.

④ Ausatmend drehen Sie sich harmonisch weiter zur linken Seite – auch Ihr Kopf macht eine Drehbewegung nach links und Ihre Augen begleiten sie, bis Sie die Fingerspitzen Ihrer linken Hand sehen.

Ich bin flexibel und nehme mich bewusst wahr.

⑤ Nun kehren Sie wieder in die Ausgangsstellung zurück, das heißt Sie drehen den Oberkörper zur Mitte und atmen dabei durch die Nase ein.

Ich bin in vollkommener Balance.

⑥ Ausatmend lösen Sie die Stellung auf, indem Sie die Arme entspannt sinken lassen und gleichzeitig den rechten Fuß neben den linken stellen. Atmen Sie entspannt in Ihrem Rhythmus weiter und bereiten Sie sich darauf vor, den ganzen Ablauf noch einmal zur anderen Seite zu wiederholen.

Gelassen und entspannt fühle ich mein Sein.

⑦ Einatmend überkreuzen Sie nun Ihre Beine andersherum. Gleichzeitig strecken Sie beide Arme zur Seite und beugen die beiden Handgelenke so, dass beide Handflächen nach außen und die Fingerspitzen nach oben zeigen. Die Schultern sind dabei ganz locker.

Aufrecht und stark bin ich in Kontakt mit allem Sein.

⑧ Ihr Körper steht nun in dieser Position entspannt aufrecht und Sie drehen den Oberkörper zusammen mit den ausgestreckten Armen langsam nach links hinten – auch der Kopf dreht sich nach links, und Sie blicken auf die Fingerspitzen Ihrer linken Hand. Gleichzeitig mit der Drehbewegung atmen Sie durch die Nase aus.

Ich bin flexibel und nehme mich bewusst wahr.

⑨ Beim Einatmen drehen Sie den Oberkörper und Kopf zurück in die Mitte. Die Arme bleiben weiterhin zu den Seiten ausgestreckt, die Fingerspitzen zeigen nach oben.

Ich bin in vollkommener Balance.

⑩ Ausatmend drehen Sie sich harmonisch weiter zur rechten Seite – auch Ihr Kopf macht eine Drehbewegung nach rechts und Ihre Augen begleiten Ihre Arme, bis Sie die Fingerspitzen Ihrer rechten Hand sehen.

Ich bin flexibel und nehme mich bewusst wahr.

⑪ Nun kehren Sie wieder in die Ausgangsstellung zurück, das heißt Sie drehen den Oberkörper zur Mitte und atmen dabei durch die Nase ein.

Ich bin in vollkommener Balance.

⑫ Ausatmend lösen Sie die Stellung auf, indem Sie die Arme entspannt sinken lassen und gleichzeitig den rechten Fuß wieder neben den linken stellen. Atmen Sie entspannt in Ihrem Rhythmus.

Gelassen und entspannt fühle ich mein Sein.

4. Übung: Stark und weit

KREATIVITÄT, SENSIBILITÄT & FLEXIBILITÄT

Nehmen Sie bitte die empfohlene Grundstellung (siehe S. 117) im Sitzen ein.

① Einatmend strecken Sie die Arme und Hände in einer Linie zur Seite, die Handflächen zeigen nach unten.

Kraftvoll nehme ich meinen Raum ein.

② Beim Ausatmen neigen Sie nun den Oberkörper langsam zur rechten Seite, so weit es Ihnen möglich ist. Achten Sie darauf, dass Sie Arme und Schultern in einer Linie mitbewegen und nicht einknicken – der Oberkörper und der Bauch »schauen« nach vorne und nicht nach unten. Während dieser Beugebewegung wandert der rechte Arm nach unten in Richtung Boden und der linke Arm wird nach oben oder (wenn Sie schon etwas Übung haben) weiter zur rechten Seite gestreckt, je nachdem, wie weit Ihre Dehnung geht, sodass der Oberarm am linken Ohr anliegt.

Leicht und frei genieße ich meinen Körper.

③ Richten Sie nun den Oberkörper wieder fließend auf, die Arme sind rechts und links zur Seite gestreckt, die Handflächen weisen nach unten. Atmen Sie dabei durch die Nase ein.

Weit, klar und stark erkenne ich mein wahres Selbst.

④ Beim Ausatmen neigen Sie nun den Oberkörper langsam zur linken Seite, so weit es Ihnen möglich ist. Achten Sie darauf, dass Sie Arme und Schultern in einer Linie mitbewegen und nicht einknicken – der Oberkörper und der Bauch »schauen« nach vorne und nicht nach unten. Während dieser Beugebewegung wandert der linke Arm nach unten in Richtung Boden und der rechte Arm wird nach oben oder weiter zur linken Seite gestreckt, je nachdem, wie weit Ihre Dehnung geht, sodass der Oberarm am rechten Ohr anliegt.

Leicht und frei genieße ich meinen Körper.

⑤ Richten Sie nun den Oberkörper wieder auf, die Arme sind rechts und links zur Seite gestreckt. Atmen Sie dabei durch die Nase ein.

Weit, klar und stark erkenne ich mein wahres Selbst.

⑥ Lösen Sie die Stellung auf, indem Sie durch die Nase ausatmen und die Arme entspannt nach unten hängen las-

sen oder auf den Armlehnen ablegen. Atmen Sie in Ihrem
Rhythmus weiter.

*Ich bin dankbar für mein Leben, denn ich weiß, es ist ein
Geschenk der Quelle.*

5. Übung: Free flow – Erdenergie strömt ein

ERDUNG, VERTRAUEN & HINGABE

Nehmen Sie bitte die empfohlene Grundstellung (siehe
S. 117) im Sitzen ein.

① Nehmen Sie nun einen tiefen Atemzug, atmen Sie ein
und spannen Sie dabei gleichzeitig Ihren ganzen Körper
an: die Füße und Beine, das Gesäß, den Bauch und den
Oberkörper, die Arme und Hände, den Nacken, den Hals
und auch das Gesicht. Beim Ausatmen lassen Sie ganz bewusst locker, sodass die ganze Anspannung aus dem Körper fließen kann. Atmen Sie entspannt und frei weiter – so
wie es Ihrem ureigenen Rhythmus entspricht. (Wenn es Ihnen guttut, dann wiederholen Sie das An- und Entspannen
noch zwei bis drei Mal). Lassen Sie ab jetzt Ihre Atmung
frei fließen – tief und entspannt in den Bauch ein- und
ausatmen.

Entspannt öffne ich mich für die Energie von Mutter Erde.

② Wenn Sie möchten, dann schließen Sie jetzt die Augen
und spüren in Ihren Körper hinein – ganz wach und achtsam. Wenn es für Sie angenehmer ist, die Augen geöffnet

zu lassen, dann lassen Sie Ihren Blick ganz weich werden, ohne etwas zu fokussieren, geht Ihr Blick ins Nichts.

Nehmen Sie nun die Energien in Ihrem Körper wahr. Vielleicht spüren Sie Bewegungsimpulse – wenn ja, dann halten Sie nichts fest, sondern geben Sie jedem, der sich jetzt einstellt, freien Lauf. Dies können leichte, sanfte, kleine Impulse sein – oder auch große, intensive, ungewöhnliche. Lassen Sie sich überraschen, jedes Mal aufs Neue. Lauschen Sie auf Ihren Körper und geben Sie den Impulsen den Raum, den sie möchten. Stellen Sie sich dabei vor, wie durch Ihre Fußsohlen (auch wenn diese, falls Sie in einem Rollstuhl sitzen, nicht auf dem Boden stehen) die Energie der Erde in Ihnen aufsteigt und sich im ganzen Körper verteilt.

Dies ist eine Übung, in der Sie sich zunächst ganz dem sogenannten Free flow hingeben können. (Anmerkung: Es kann auch sein, dass Sie in Ihrem Körper überhaupt keinen Bewegungsimpuls wahrnehmen – auch das ist vollkommen in Ordnung. Bleiben Sie dann einfach einige Atemzüge lang still und ruhig sitzen. Ihr Free flow ist dann einfach ohne Bewegung.)

Ich bin sicher und getragen. Mutter Erde nährt und stützt mich.

③ Sie werden es merken, sobald dieser freie Fluss aktiv gelenkt werden möchte.

Lenken Sie jetzt bewusst Ihre Aufmerksamkeit in die Fußsohlen. Stellen Sie sich vor, dass Sie mit den Füßen mit der Erde verwurzelt sind und spüren Sie, wie die Erdenergie in sie einströmt.

Mutter Erde gibt mir alles, was ich brauche.

④ Lassen Sie diese Energie sanft von unten aufsteigen und begleiten Sie sie dabei mit kreisenden oder wippenden oder räkelnden Bewegungen dabei – bewegen Sie so viele Gelenke wie möglich. Es ist wie eine Art Spiralbewegung, die die Energie der Erde nach oben führt und wenn Sie es möchten und den Impuls dazu verspüren, dann können auch die Arme unterstützend mitwirken.

Für diese Übung gibt es keinen festen Ablauf – geben Sie sich einfach ganz dem Fluss Ihres Körpers hin. Sie werden spüren, wenn Ihr Körper angefüllt ist mit dieser erdigen Energie, die Bewegungen werden wie von selbst langsam und harmonisch ausklingen. Vertrauen Sie Ihrem Körper und lassen Sie sich von ihm durch diese wichtige Übung führen – er weiß genau, was gut und richtig und »perfekt« für Sie ist. Am Schluss setzen Sie sich in eine entspannte aufrechte Haltung.

Ich bin vollkommen erfüllt von den Energien von Mutter Erde.

6. Übung: Rock flow – Himmelsenergie ergießt sich

ERFÜLLUNG, BEWUSSTHEIT & ERKENNTNIS

Nehmen Sie bitte die empfohlene Grundstellung (siehe S. 117) im Sitzen ein.

① Beginnen Sie nun mit einer sanften Wippbewegung, die aus dem Becken kommt und sich langsam steigern kann, bis sie relativ schnell ist – auch dies nach Ihrem Gefühl und Körperempfinden, einfach so, wie Sie es jetzt gerade spüren. Wippen Sie mit dem Becken, sodass Ihr ganzer Körper, der vollkommen entspannt ist, wie von selbst mitwippt. Öffnen Sie sich für die Vorstellung, dass die Energie des Himmels – des Universums – nun von oben einströmt und durch die Wippbewegung nach unten gebracht wird – sich sozusagen in Ihren Körper ergießt und sich verteilt.

Ich öffne mich für die Energien des Himmels und des Universums und lasse sie in mich einströmen.

② Sie werden spüren, wann es »genug« ist, und die Bewegung wird wie von selbst langsam ausklingen. Vertrauen Sie Ihrem Körper und lassen Sie sich von ihm durch diese wichtige Übung führen – er weiß genau, was gut und richtig für Sie ist. Am Schluss setzen Sie sich in eine entspannte aufrechte Haltung.

Ich bin vollkommen erfüllt von den Energien des Kosmos.

7. Übung: Die Energien verbinden sich – Erde und Himmel im Einklang

GLEICHMUT, DANKBARKEIT & LIEBE

Nehmen Sie bitte die empfohlene Grundstellung (siehe S. 117) im Sitzen ein.

① Grätschen Sie nun, wenn Ihnen das möglich ist, Ihre Beine und lassen Sie den Blick gelassen in die Weite schweifen. Während der gesamten Übung darf Ihr Atem frei fließen.

Ich bin stark.

② Drehen Sie jetzt die Handflächen nach vorne und führen Sie die Arme in einem weiten Bogen seitlich neben dem Körper so weit nach oben, bis sie in etwa 50 cm auseinander sind.

Ich bin klar.

③ Drehen Sie die Handflächen nach hinten und heben Sie die Fersen ein kleines Stück vom Untergrund ab. In dieser Position verweilen Sie und geben so der Energie der Erde, die durch die Füße einströmt und aufsteigt, und der Energie des Himmels, die über die Hände und den Scheitel einfließt, die Möglichkeit, sich harmonisch im Körper auszubreiten, zu verteilen und miteinander zu verschmelzen. Sollte der Ballenstand zu anstrengend sein, dann stellen Sie Ihre Füße einfach flach auf den Untergrund.

Die Kraft von Himmel und Erde erfüllen mein Sein.

④ Nach einer Weile – Sie werden spüren, wann das so weit ist – senken Sie langsam die Arme, bis diese wieder entspannt neben dem Körper hängen oder auf den Armlehnen liegen, und schließen die Beine so weit, wie es Ihnen jetzt guttut.

Gleichmütig und dankbar nehme ich die Geschenke an.

8. Ich bin eins – der stille Fluss

STILLE

Nehmen Sie bitte die empfohlene Grundstellung (siehe S. 117) im Sitzen ein.

① Sitzen Sie ganz entspannt – eventuell mit geschlossenen Augen oder ganz weitem Blick, und spüren Sie sich einfach nur. Von den Fußsohlen bis zum Scheitelpunkt nehmen Sie ganz bewusst Ihren Körper und Ihre Befindlichkeit wahr. Der Atem fließt dabei frei und entspannt. Es gibt nichts zu tun, einfach nur sein.

Alles ist gut.

② Formen Sie nun mit den Fingern Ihrer Hände das sogenannte Chin-Mudra/Jnana-Mudra: Die Daumenspitze berührt die Zeigefingerspitze, die drei anderen Finger sind eng nebeneinander und ausgestreckt. Drehen Sie die Handflächen mit dieser Fingerposition nach vorne oder oben und verweilen Sie in dieser Stellung.

Ich bin in Einklang und Harmonie.

③ Atmen Sie einige Male bewusst tief in den Bauch ein und aus. Entspannen Sie Ihren Körper und lassen Sie den Geist ruhig werden.

Ich bin eins mit allem Sein.

④ Wenn Sie möchten, schließen Sie nun Ihre Augen, und gehen Sie in Gedanken zu den Energiezentren Ihres Körpers, um diese zu aktivieren und zu energetisieren. Diese Übung können Sie schnell oder auch mit viel Zeit durchführen – wie es zu Ihrer momentanen Situation gerade passt. Wichtig ist, dass Sie mit voller Konzentration und Aufmerksamkeit dabei sind! Also gehen Sie in Gedanken zu Ihren *Fußsohlen* (dem Punkt in der Mitte der Fußballen). Gehen Sie in Gedanken zum *Wurzelchakra* (dem

Energiezentrum am Damm). Gehen Sie in Gedanken zum *Sakralchakra* (dem Energiezentrum zwischen Nabel und Schambein). Gehen Sie in Gedanken zum *Nabelchakra* (auch Solar Plexus genannt). Gehen Sie in Gedanken zum *Herzchakra* (dem Energiezentrum in der Mitte der Brust). Gehen Sie in Gedanken zum *Kehlchakra*. Gehen Sie in Gedanken zum *Stirnchakra* (auch Drittes Auge genannt). Gehen Sie in Gedanken zum *Scheitelchakra* (dem Energiezentrum am höchsten Punkt Ihres Kopfes). Gehen Sie in Gedanken zu Ihren *Handflächen* (dem Punkt in der Mitte des Handtellers). Bleiben Sie nun so lange in Stille sitzen, wie es Ihnen guttut. Genießen Sie die Stille. Oder schließen Sie eine der Meditationen an, die Sie im Anhang finden.

Dankbar und still lasse ich geschehen, was geschehen will.

(5) Beenden Sie die Meditation, indem Sie einen tiefen Atemzug nehmen und sich mit gefalteten Händen verneigen.

Namaste: Das Göttliche in mir verneigt sich vor dem Göttlichen in allem Sein.

Natürlich können Sie die »8 Himalaya-Übungen für ein gesundes Leben« im Sitzen auch als Reihe üben. Dazu lassen Sie sie einfach fließend ineinander übergehen – so wie es für die Stehübungen beschrieben ist oder wie es für Ihren Körper am einfachsten ist. Vertrauen Sie darauf, dass Sie die Übergänge finden, die für Sie perfekt sind.

Abschluss & Ausklang

Gerade in der heutigen Zeit von Stress und Überforderung sind Ausgeglichenheit und Gelassenheit wichtiger denn je. Mit den »8 Himalaya-Übungen für ein gesundes Leben« haben Sie ein optimales Werkzeug zur Hand, das Ihnen Harmonie und Ruhe auf allen Ebenen schenkt.

Wie Sie selbst erfahren haben, wird Ihr Körper beim Üben in alle Richtungen bewegt, die Wirbelsäule dynamisiert, alle Gelenke mobilisiert, die Sauerstoffzufuhr erhöht, der Stoffwechsel und die Durchblutung angeregt, alle Organe sanft massiert, Verspannungen gelockert, die Ausdauer trainiert, viele Energiepunkte und alle Meridiane stimuliert. All dies führt langfristig zu einer Verjüngung und Vitalisierung. Durch die konsequente Einbeziehung und Verbindung von Bewegung, Atmung und Affirmation kommt der Geist zur Ruhe und kann sich genauso entspannen wie der Körper. Dieses wirkungsvolle Übungssystem ist also ein Rundum-Paket für Körper, Geist und Seele.

Wenn Sie in manchen Lebenssituationen nicht in der Lage sind, die Übungen körperlich auszuführen, dann empfehle ich Ihnen, sie ganz einfach in Ihrem Geist, also in Ihrer Vorstellung zu praktizieren. Und das muss nicht nur im Falle einer eingeschränkten Beweglichkeit sein, es kann auch sein, dass Sie z.B. einmal in der S-Bahn üben möchten, weil Sie das Gedränge stresst, oder während eines Meetings, weil Sie die Gespräche gerade sehr ermüden, oder etwa vor dem Traualtar oder anderen Situationen, die aufregend sind – dann tun Sie es einfach im Geiste.

Denken Sie immer daran: Im mentalen Bereich ist alles möglich! Der Geist lenkt die Materie und damit auch Ihren Körper, deshalb haben Übungen, die mental durchgeführt werden, auch dieselbe Wirkungsweise wie physische Bewegungen.

Wie schon gesagt, die Übungen sind wunderbare Werkzeuge für den Fall, dass Ihr Leben – in welcher Hinsicht auch immer – aus dem Gleichgewicht geraten ist. Die Übungen werden Sie wieder in Balance bringen – und ich schlage Ihnen vor, dass Sie diesen Zustand der Balance, des inneren und äußeren Gleichgewichts, einfach nicht mehr verlassen. Verlängern Sie diesen harmonischen Zustand – immer mehr und mehr – bis er ganz selbstverständlich geworden ist und Sie die Übungen dann nicht mehr brauchen. Probieren Sie es aus und seien Sie geduldig mit sich selbst. Je mehr Sie sich Ihres wahren Selbst bewusst sind, umso einfacher ist es. Und wie Ranjeed sagte: Das Einfache wirkt immer!

Liebe Leserin, lieber Leser,

wir kommen nun zum Schluss und ich möchte Ihnen noch ein paar persönliche Worte mit auf den Weg geben.

Als mir Ranjeed damals im Zug von seinem Leben und dem Übungssystem seines Meisters erzählte, wussten wir beide, dass unser Zusammentreffen perfekt war. Wir ergänzten uns großartig – eine Synergie von Ost und West –, und das Programm, das wir in dem engen Abteil ausarbeiteten, entstand mit Freude und Leichtigkeit. Wir hatten dabei vollkommen die Zeit vergessen und ließen unsere Ideen mit großer Begeisterung fließen, sodass wir uns gegenseitig immer wieder die geistigen Bälle zuwarfen. Am Ende hatten wir unser Bestes getan und verabschiedeten uns in der Gewissheit, etwas geschaffen zu haben, was viele Menschen unterstützen würde.

Nun ist die Vision von damals Realität geworden: ein Buch mit den »8 Himalaya-Übungen für ein gesundes Leben«! Und ich danke Ihnen von Herzen, dass Sie sich dafür interessieren und sich die Zeit genommen haben, es zu lesen. Ja, und vielleicht haben Sie ja auch schon begonnen, die Übungen auszuprobieren, zu praktizieren und in Ihr tägliches Leben einzubauen. Das wäre und ist ein großes Geschenk, für das ich sehr dankbar bin. Und ich weiß, auch Ranjeed ist dankbar dafür, auch wenn wir beide uns seit damals im Zug nie wieder begegnet sind.

Ich wünsche Ihnen alles Gute, viel Freude und Erfolg mit den »8 Himalaya-Übungen für IHR gesundes Leben«.

Ihr

Kurt Tepperwein

Meditationen für die 8. Himalaya-Übung

Im Anschluss finden Sie drei Meditationen, die Sie am Ende der 8. Übung »Ich bin eins – der stille Fluss« einbauen können, wenn Sie die Zeit dafür haben. Wählen Sie dabei das Thema je nach individuellem Bedarf aus. Ich empfehle Ihnen, den jeweiligen Text aufzunehmen – vielleicht mit einer schönen, entspannenden Musik im Hintergrund – oder ihn sich vorlesen zu lassen.

1. Meditation: 4 Säulen für ein gesundes Leben

Ich schließe nun meine Augen, entspanne meinen Körper und lasse ihn vollkommen los. Ich kann das Gewicht des Körpers ganz an die Unterlage abgeben, von der er sicher getragen wird. Ich kann ganz bewegungslos einfach nur dasitzen oder daliegen.

Langsam und behutsam lasse ich mich in mich selbst hineinsinken. Ich lasse die Außenwelt los und sinke tiefer und tiefer in mich hinein.

Vor meinem geistigen Auge erblicke ich ein strahlendes, warmes Licht. In dieses Licht lasse ich mich langsam einsinken. Ich erkenne, dieses Licht bin ich selbst. Ich ruhe in vollkommener Stille im Licht meines wahren Selbst. Ich spüre die wohltuende Atmosphäre, die mich umgibt, und die sich immer mehr ausbreitet, und genieße sie. Mein Körper ist leicht und bewegungslos und ich ruhe im Licht, in der Stille, in mir.

Mein Bewusstsein wird ganz weit. Ich lasse zu, dass sich mein Bewusstsein ausdehnt und ganz weit wird. Ich kann mein Herz öffnen und fühle mich in Einklang mit allem, was ist. Ich spüre Wärme, Licht, Liebe, Glück. Ich schwinge im Einklang mit mir selbst, mit dem Leben und mit dem Kosmos. Bin ganz erfüllt von dem Glanz der Einheit. Ich erkenne, das ist die Energie des höchsten Bewusstseins, das ICH BIN. Und ich weiß, in diesem Bewusstsein bin ich vollkommen heil, gesund und vital. Und ich erkenne, in diesem Bewusstsein, das ICH BIN, kann ich nur ein erfolgreiches Leben führen. Glück und Wohlstand sind mein Geburtsrecht und dafür bin ich dankbar. Und im Glanz der Einheit, in der Energie des höchsten Bewusstseins, das ICH BIN, lebe ich in Liebe eine erfüllte und erfüllende Partnerschaft mit allen Wesen und ganz besonders mit mir selbst. Ich erkenne in diesem Bewusstsein, das ICH BIN, dass mein Leben sinnvoll ist, und dieses Leben erfülle ich mit bewusstem SEIN. Je mehr Licht und Liebe und Erfüllung ich fließen lasse, umso mehr Licht und Liebe und Erfüllung strömen in mich ein. Ich lasse zu, dass sich mein Herz noch weiter dafür öffnet. Alles ist erfüllt davon. Und ich erkenne, dass ich von nun an in Geborgenheit und Sicherheit ein perfektes Leben leben kann – mein perfektes Leben leben kann.

Ich weiß, dass ich die Erkenntnisse und Eindrücke, die ich aus dieser Meditation gewonnen habe, mit in meinen Alltag nehmen werde.

In diesem Bewusstsein kehre ich nun zurück in mein Leben, an die Oberfläche meines Seins. Ich kehre zurück ins Hier und Jetzt. Bin klar und wach, präsent und bei vollem Bewusstsein.

Und wenn ich jetzt dazu bereit bin, lasse ich zu, dass sich meine Augen wieder öffnen und mein Körper sich dehnt und streckt. Ich bin wieder ganz bewusst im Hier und Jetzt, an diesem Ort, zu dieser Zeit.

2. Meditation: Alles ist gut

Ich schließe nun meine Augen, entspanne meinen Körper und lasse ihn vollkommen los. Ich kann das Gewicht des Körpers ganz an die Unterlage abgeben, von der er sicher getragen wird. Ich kann ganz bewegungslos einfach nur dasitzen oder daliegen.

Langsam und behutsam lasse ich mich in mich selbst hineinsinken. Ich lasse die Außenwelt los und sinke tiefer und tiefer in mich hinein.

Ich nehme wahr, wie sich dieser Körper anfühlt, den ich mir als Werkzeug für dieses Leben ausgewählt habe. Ganz bewusst spüre ich, wie er sich vollkommen entspannt. Nur der Atem bewegt sanft die Bauchdecke. Auf und ab, auf und ab. Ruhig und regelmäßig in meinem ureigenen Rhythmus.

Ich bin dankbar für dieses wunderbare Instrument, das es mir erlaubt, meine Erfahrungen zu sammeln. Ich beobachte einfach nur meinen Atem. Er kommt und geht, ruhig und regelmäßig. Und ich erkenne: Nicht ich atme, sondern ES atmet mich. Es ist das Leben selbst, das mich atmen lässt. Und während ES immer weiter atmet, beginne ich, ganz in mich hineinzusinken – loszulassen, mich in mich fallen zu lassen. Ich lasse mich ganz ein in mein wahres Ich, mein Selbst, das ich bin. Ich bin eins mit mir selbst.

Ich bin ganz wach und erlebe, wie ich mir selbst begegne. Bin mir meiner selbst bewusst. Erlebe, wie ich als wahres Selbst, als Meister durch das Leben gehe.

In diesem Bewusstsein erkenne ich, dass alles, wonach ich mich gesehnt habe, bereits erfüllt ist. Ich erkenne, dass ich alles, wonach ich gesucht habe, bereits gefunden habe. Dass alles Sehnen und Suchen, diese ganze Sehnsucht, eine Illusion war. Alles ist gut, so wie es ist.

Jetzt erkenne ich, es gibt keinen Weg und auch kein Ziel. Ich muss nirgendwo mehr hin, ich muss nichts mehr analysieren oder an mir arbeiten – ich bin bereits angekommen. Ich war immer schon da und werde immer sein. Ich bin ein Teil des Lebens, ich bin das ICH BIN, ewiges Bewusstsein und ewige Gegenwart. Es gibt nichts zu tun und nichts zu erreichen – ich kann einfach sein. Alles ist gut, so wie es ist. Und das war schon immer so und wird immer so sein.

Ich bin hier als der, der ich wirklich bin. Und ich erkenne, dass ich ab jetzt mein wahres Selbst leben kann. Ich weiß: Alles ist gut, so wie es ist. Nicht mehr und nicht weniger. Denn ich bin reines Bewusstsein, das ein Leben hier auf Erden führt. Und alles, jede Begegnung, jede Erfahrung, dient mir zur Freude. Und das macht mich glücklich und erfüllt mein Sein.

Ich weiß, dass ich die Erkenntnisse und Eindrücke, die ich aus dieser Meditation gewonnen habe, mit in meinen Alltag nehmen werde.

In diesem Bewusstsein kehre ich nun zurück in mein Leben, an die Oberfläche meines Seins. Ich kehre zurück ins Hier und Jetzt. Bin klar und wach, präsent und bei vollem Bewusstsein.

Und wenn ich jetzt dazu bereit bin, lasse ich zu, dass sich meine Augen wieder öffnen und mein Körper sich dehnt und streckt. Ich bin wieder ganz bewusst im Hier und Jetzt, an diesem Ort, zu dieser Zeit.

3. Meditation: Ich bin eins – der stille Fluss

Ich schließe nun meine Augen, entspanne meinen Körper und lasse ihn vollkommen los. Ich kann das Gewicht des Körpers ganz an die Unterlage abgeben, von der er sicher getragen wird. Ich kann ganz bewegungslos einfach nur dasitzen oder daliegen.

Langsam und behutsam lasse ich mich in mich selbst hineinsinken. Ich lasse die Außenwelt los und sinke tiefer und tiefer in mich hinein.

Ich lasse alles los. Atme ganz tief ein paar Atemzüge ein und aus und komme damit ganz bewusst hier und jetzt an. Und lasse nun meinen Atem von selbst geschehen. Beobachte ihn einfach nur. Gestatte ihm, dass er immer ruhiger und tiefer wird und lasse ihn los. Lasse geschehen. Erlebe bewusst, ES atmet mich. Ich brauche nichts zu tun. Nicht ich atme, sondern ES atmet mich.

Und während mein Atem so ganz von selbst geschieht, komme ich immer mehr bei mir selbst an. Stimme mich immer mehr auf mich selbst ein. Komme ganz bewusst in Einklang mit mir selbst. Bis ich ganz bei mir selbst angekommen bin. Ich bin ganz bewusst im Hier und Jetzt als Ich Selbst.

Und während ich in mir ruhe, erlebe ich, wie alles von mir abfließt, was nicht meinem innersten Sein entspricht. Spüre, ich werde immer freier, immer klarer, werde immer weiter und präsenter. ICH BIN. Ich bin ganz bewusst der ICH BIN. Und ich werde mir dieser Qualität immer mehr bewusst. Genieße es, bei mir selbst angekommen zu sein. Und einfach zu sein.

In diesem Angekommensein mache ich mich jetzt ganz weich und weit, öffne mein Sein für alles, was ist. Spüre einmal ganz bewusst die Energie, die mich umgibt. In dieser Weite und Weichheit meiner Präsenz fließe ich jetzt ganz bewusst in das Ganze. Verschmelze mit allem, was ist, und spüre den Fluss des Lebens. Alles fließt. Still und weit. Ich bin im Einklang mit mir selbst und allem, was ist. Und fließe mit dem lebendigen Strom des Lebens. ICH BIN. In sich ruhend, fließend, eins, ICH BIN. Still und weit und präsent im ewigen Sein. Der stille Fluss. ICH BIN EINS.

In diesem Bewusstsein kehre ich nun zurück in mein Leben, an die Oberfläche meines Seins. Ich kehre zurück ins Hier und Jetzt. Bin klar und wach, präsent und bei vollem Bewusstsein.

Und wenn ich jetzt dazu bereit bin, lasse ich zu, dass sich meine Augen wieder öffnen und mein Körper sich dehnt und streckt. Ich bin wieder ganz bewusst im Hier und Jetzt, an diesem Ort, zu dieser Zeit. Und die Erfahrung des EINEN Bewusstseins strahlt durch meine Augen nach außen. Denn die Augen sind die Fenster zur Seele. Und dafür bin ich dankbar.

Literatur

Hawkins, David R.: *Erleuchtung ist möglich. Wie man die Ebenen des Bewusstseins durchschreitet.* Sheema Medien Verlag 2008

Langholf, Markus: *Der Pfad des Lebendigen Geistes – Loslassen.* Sheema Medien Verlag 2007

Schmidt, Karl O.: *Dynamisierung – der Schlüssel zum Glück. Wege zu einer neuen Arbeits- und Lebenskultur.* Drei Eichen Verlag 1972

Tepperwein, Kurt: *Glücklich. Heute, morgen und für immer.* mvg Verlag 2009

Tepperwein, Kurt: *Die geistigen Gesetze. Erkennen, verstehen, integrieren.* Arkana 2002

Tepperwein, Kurt: *Die Sprache des Herzens.* Sheema Medien Verlag 2010

Tepperwein, Kurt: *Die Kunst des Manifestierens.* IAW 2008

Tepperwein, Kurt: *Du kennst die Lösung! Ein Praxisbuch mit geführter Meditation.* Sheema Medien Verlag 2010

Verma, Vinod: *AUM – Die unendliche Energie.* Sheema Medien Verlag 2009

Leserservice

Kurt Tepperwein persönlich oder in einem Heimseminar erleben!
Wünschen Sie tiefer in das Thema dieses Buches einzugehen,
dann empfehlen wir Ihnen die folgenden Chancen zu nutzen:

Gewünschtes bitte ankreuzen

Seminar / Ausbildung:
- ❏ Motivationsseminare mit verschiedenen Themen (Tagesseminare)
- ❏ Ausbildung zum/r Himalaya-Trainer/in

Ausbildungen mit Felix Aeschbacher (Lehrbeauftragter von K. Tepperwein):
- ❏ Dipl. Mental-Trainer/in
- ❏ Dipl. Bewusstseins-Trainer/in
- ❏ Dipl. Intuitions-Trainer/in
- ❏ Meditations-Trainer/in (Zertifikat)

Heimstudienlehrgänge:
- ❏ Einführungslehrgang »Die 7 Schritte zur Erfolgspersönlichkeit«
- ❏ Dipl. Lebensberater/in

- ❏ Dipl. Mental-Trainer/in
- ❏ Dipl. Intuitions-Trainer/in
- ❏ Dipl. Seminar-Leiter/in
- ❏ Dipl. Erfolgs-Coach/in
- ❏ Dipl. Gesundheits- und Ernährungs-Berater/in
- ❏ Dipl. Partnerschafts-Mentor/in

Gesamtprogramme:
- ❏ Gesamtseminar- und Ausbildungsprogramm IAW
- ❏ Neuheiten der Bücher, CD und DVD-Programme von Kurt Tepperwein
- ❏ Gesundheitsprodukte-Programm

Dazu ein persönliches Geschenk:
- ❏ Die 20-seitige Broschüre »Praktisches Wissen kurz gefasst« von Kurt Tepperwein

Sie erhalten Ihre gewünschten Informationen selbstverständlich
kostenlos und unverbindlich bei:

Internationale Akademie der Wissenschaften (IAW)
St. Markusgasse 11
FL-9490 Vaduz
Tel: 00423 233 12 12 / Fax: 00423 233 12 14

E-Mail: go@iadw.com / Internet: www.iadw.com

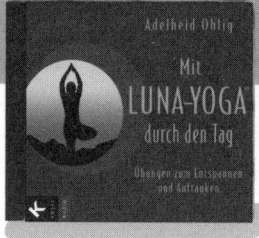 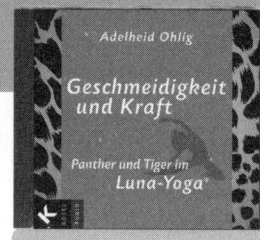
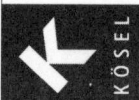